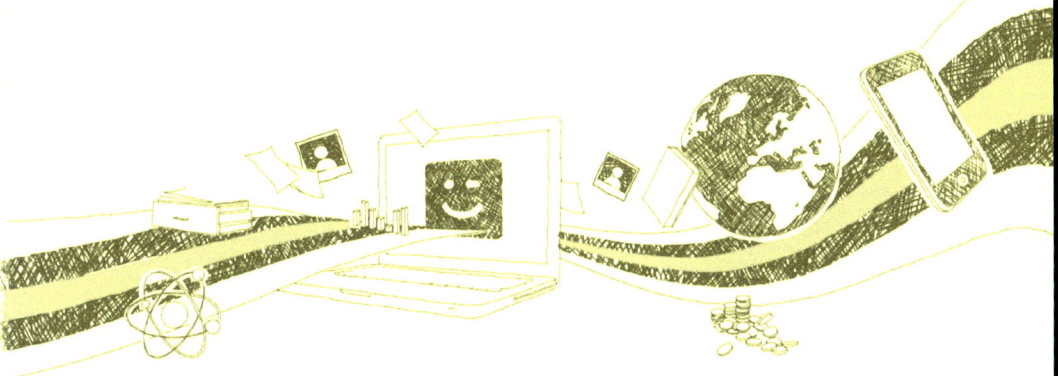
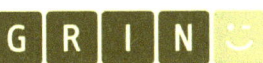

Bibliografische Information der Deutschen Nationalbibliothek:

Die Deutsche Bibliothek verzeichnet diese Publikation in der Deutschen National-
bibliografie; detaillierte bibliografische Daten sind im Internet über http://dnb.d-
nb.de/ abrufbar.

Impressum:

Copyright © 2012 GRIN Verlag, Open Publishing GmbH
Druck und Bindung: Books on Demand GmbH, Norderstedt Germany
ISBN: 978-3-656-13260-8

Dieses Buch bei GRIN:

http://www.grin.com/de/e-book/188122/praxis-kontrakturprophylaxe-in-pflege-
und-therapie

GRIN - Your knowledge has value

Der GRIN Verlag publiziert seit 1998 wissenschaftliche Arbeiten von Studenten, Hochschullehrern und anderen Akademikern als eBook und gedrucktes Buch. Die Verlagswebsite www.grin.com ist die ideale Plattform zur Veröffentlichung von Hausarbeiten, Abschlussarbeiten, wissenschaftlichen Aufsätzen, Dissertationen und Fachbüchern.

Besuchen Sie uns im Internet:

http://www.grin.com/

http://www.facebook.com/grincom

http://www.twitter.com/grin_com

Marion Repschläger-Albert

PRAXIS
KONTRAKTURPROPHYLAXE

in Pflege und Therapie

Anleitung in Bildern
Grifftechniken
Befund und Dokumentation

Marion Repschläger-Albert, Jahrgang 1959

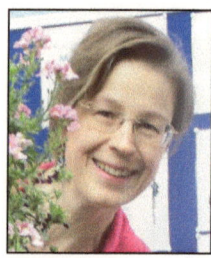 Nach dem abgeschlossenen Diplom-Studium der Sportwissenschaften an der Deutschen Sporthochschule Köln hat die Autorin noch die Ausbildungen zur Physiotherapeutin und zur Heilpraktikerin absolviert.
Seit 10 Jahren leitet sie ein Physiotherapiezentrum in einer Pflegeeinrichtung für alte Menschen und Menschen mit Behinderung in Landau (Pfalz). Neben ihrer Leitungsfunktion behandelt sie Patienten, führt Sport-Präventionskurse durch und unterrichtet seit 11 Jahren an einer Fachschule für Altenpflege.
Nebenberuflich behandelt sie in ihrer eigenen Heilpraktiker-Praxis Patienten mit Klassischer Homöopathie, ist als Autorin für Fachzeitschriften und Referentin tätig.

Homepage: www.hp-repschlaeger.de

Danksagungen:

Ein solches Buch lässt sich nur mit Unterstützung
verwirklichen.

Daher geht mein herzlicher Dank an

die „Models" Roswitha und Sophie,

den „Bildermacher" Jürgen,

Frauke für den zeitsparenden „screen shot-Tipp",

Roswitha für das unermüdliche und akribische Lektorat,

Andrea Caroselli für Tipps bei der Notation von Kontrakturen speziell für
„dokumentationsgeplagte" Pflegekräfte

…und Dr. „Knochen" Boerne" ;-)

Ihr habt alles richtig gemacht,
eventuelle Fehler habe ich allein zu verantworten.

Das Dokumentationsblatt „Bewegungsanamnese" auf den Seiten 58 / 59 durfte ich
mit freundlicher Genehmigung von **PFLEGE-ZEIT Dokumentationssysteme GmbH,
Gettorf – _www.pflege-zeit.de_** (Adresse im Anhang) verwenden.

Sämtliche Fotos und grafische Darstellungen stammen von
Marion Repschläger-Albert bzw. Jürgen Albert.

INHALT

		Seite
0.	**EINLEITUNG**	3
1.	**BEGRIFFSERLÄUTERUNGEN**	4
1.1.	**Kontraktur: Definition, Diagnose und Ursachen**	4
1.1.1.	Tendomyogene Kontraktur	4
1.1.2.	Arthrogene Kontraktur	4
1.1.3.	Dermatogene Kontraktur	5
1.1.4.	Neurogene Kontraktur / Spastik	5
1.1.4.1.	Rigor	5
1.1.4.2.	Clonus	5
1.1.5.	Sonstige Ursachen	7
1.2.	**Pathophysiologie der Kontraktur**	7
1.3.	**Kompetenzen von Pflegekräften und Physiotherapeuten**	7
2.	**KONTRAKTURPROPHYLAXE**	8
2.1.	**Definition**	8
2.2.	**Folgen von Kontrakturen**	8
2.3.	**Indikationen für Kontrakturprophylaxe**	9
2.4.	**Kontraindikationen für Kontrakturprophylaxe**	9
2.5.	**Aktive Maßnahmen**	9
2.5.1.	Der Gang	10
2.5.1.2.	Gehhilfen und ihre Einsatzmöglichkeiten	11
2.5.2.	Die 10-Minuten-Aktivierung	12
2.5.3.	Resistive Maßnahmen	12
2.6.	**Assistive Maßnahmen**	12
2.7.	**Passives Dehnen / passives Durchbewegen**	12
2.7.1.	Prinzipien beim Durchbewegen	13
2.8.	**Lagerung**	14
2.8.1.	Lagerungsmittel	15
2.8.2.	Kritische Gedanken zur Lagerung	15
2.8.3.	Lagerungsbeispiele	17
2.8.3.1.	Flache Lagerung	17
2.8.3.2.	Lagerung nach Aspekten des Bobath-Konzeptes / LIN	17
2.8.3.3.	Lagerung mit dem Schiffchen	18
2.8.3.4.	Seitlagerung	18
2.8.3.5.	Variation mit dem Seitenschläferkissen	20
2.8.3.6.	Physiologische Mittelstellung der Gelenke in Rückenlage	20
3.	**ALLGEMEINE ANATOMIE EINES GELENKES**	21
3.1.	**Bestandteile eines Gelenkes**	21
3.2.	**Bewegungsachsen**	21
3.2.1.	Transversale Achse	21
3.2.2.	Sagittale Achse	22
3.2.3.	Longitudinale Achse	22

3.3.	**Gelenktypen**	23
3.3.1.	Scharniergelenk	23
3.3.2.	Eigelenk	23
3.3.3.	Sattelgelenk	24
3.3.4.	Kugelgelenk	24
3.3.5.	Zapfengelenk	25
3.4.	**Bewegungsausführungen und- richtungen**	25
4.	**PRAKTISCHE DURCHFÜHRUNG**	26
4.1.	**Finger und Daumen**	26
4.1.1.	Die spastische Faust	30
4.2.	**Handgelenk**	32
4.3.	**Ellenbogengelenk**	34
4.3.1.	Umwendebewegung des Unterarmes	34
4.4.	**Schultergelenk**	36
4.4.1.	Schmerzhafte Schulter bei Apoplex-Pflegekunden	38
4.5.	**Zehen**	40
4.6.	**Sprunggelenk**	42
4.6.1.	Der Spitzfuß	43
4.6.2.	Der neurologische Spitzfuß	44
4.7.	**Kniegelenk**	45
4.8.	**Hüftgelenk**	46
4.9.	**Wirbelsäule**	48
4.9.1.	Halswirbelsäule	48
4.9.2.	Brustwirbelsäule	49
4.9.3.	Lendenwirbelsäule	50
5.	**DOKUMENTATION**	51
5.1.	**Befunderhebung und Dokumentation**	51
5.1.1.	Ermittlung der Risikofaktoren	53
5.1.1.1.	Checkliste Kontrakturrisiko	54
5.2.	**Ermittlung und Dokumentation der Kontraktur**	55
5.2.1.	Winkelmessung in Gradzahlen	55
5.2.2.	Verbale Beschreibung der Beweglichkeit	55
5.2.3.	Kombinierte Erfassung: Farben und Text	56
5.2.4.	Kombinierte Erfassung: Schwarz-Weiß-Markierung und Text/Symbol	56
5.2.5.	Bewegungsanamnese-Blatt	58
5.3.	**Planung der Ziele und erforderlichen Maßnahmen**	60
5.4.	**Dokumentation der Durchführung**	60
6.	**SCHLUSSBEMERKUNG**	63
7.	**QUELLEN**	64
8.	**BEZUGSQUELLEN**	66
9.	**LITERATURVERZEICHNIS**	67
10.	**SACHWORTVERZEICHNIS**	69

Marion Repschläger

Praxis Kontrakturprophylaxe in Pflege und Therapie

Anleitung in Bildern, Grifftechniken, Befund und Dokumentation

GRIN Verlag

„So eine Arbeit wird eigentlich nie fertig,
man muss sie für fertig erklären,
wenn man nach Zeit und Umständen das Mögliche getan hat. "

(Johann Wolfgang von Goethe)

0. EINLEITUNG

Die Idee zu dem vorliegenden Buch

Im Rahmen meiner Therapeutentätigkeit bin ich vor einigen Monaten von Pflegekräften der Einrichtung, in der ich als Leitende Physiotherapeutin arbeite, gefragt
worden:
„Wie können Kontrakturen befundet und dokumentiert werden und wo kann
man - Jahre nach der Ausbildung - zeitsparend nachschlagen, wie die prakti-
sche Ausführung (Grifftechniken und Bewegungsrichtungen) aussehen soll-
te?"
Eine Internet- und Literaturrecherche ergab, dass es viele Bücher und zunehmend
auch Abschlussarbeiten von Studierenden der Pflegewissenschaften zum Thema
Kontrakturprophylaxe gibt. Allerdings behandeln diese Bücher bzw. Arbeiten das
Thema entweder als eines unter vielen Prophylaxethemen oder eher unter dem
Aspekt der pflegerischen Strategien und bleiben damit mehr oder weniger theore-
tisch:

„Die vorliegende Pflegeliteratur, insbesondere die Standard-Lehrbücher der Kran-
ken- und Altenpflege, behandeln das Thema der Kontrakturprophylaxe alle in ähn-
licher Weise. Während die einzelnen Kontrakturformen noch relativ ausführlich be-
*schrieben werden, fällt auf, dass die Ausführungen zur Prophylaxe **oft vage formu-***
liert und uneindeutig dargestellt werden [...]" (Fettdruck durch die Verfasserin) (1).

In Verbindung mit der Multimorbidität und Immobilität der zunehmend hochbetagten
Pflegekunden kommt es häufig zu Kontrakturen. Nach Huhn *„[...] weisen mehr als*
zwei Drittel dieser Bewohner mindestens eine Kontraktur auf, wobei am häufigsten
Schulter und Knie betroffen sind." (2)
Amann weist in ihrer Magisterarbeit darauf hin, dass Kontrakturen und Immobilität in
erster Linie Auswirkungen auf den betroffenen Menschen haben, doch *„[...] auch die*
Folgen für die Pflege und die hohen Kosten, die daraus resultieren, nicht vergessen
werden [dürfen]." (3) Da der Aufwand für die Pflege die Berechnungsgrundlage für
die Pflegestufen darstellt, sei die Reduktion von Kontrakturen auch aus volkswirt-
schaftlicher Sicht anzustreben.
Sie äußert klar, *„[dass] die Entwicklung von Kontrakturen wesentlich von der Pflege-*
qualität ab[hängt]." (4)

Die Vermittlung der Kenntnisse zur Kontrakturprophylaxe ist fester Bestandteil der
Ausbildung aller Pflegeberufe. Doch im Pflegealltag ist aufgrund von Personalknapp-
heit und Zeitdruck zu beobachten, dass diese erworbenen Kenntnisse oftmals nicht
ausreichend eingesetzt und dadurch wieder verlernt werden.

Da ich an der Fachschule für Altenpflege in unserer Einrichtung seit über 11 Jahren vorwiegend praktisch unterrichte - unter anderem auch Kontrakturprophylaxe -, kam mir die Idee zu dem vorliegenden Buch.

Es ist ein Buch mit vielen Informationen rund um die Kontrakturprophylaxe geworden:
- Die verschiedenen Arten von Kontrakturen
- Kurze Informationen zur Pathophysiologie
- Die verschiedenen Arten der Kontrakturprophylaxe (aktiv, assistiv, passiv)
- Einige (kritische) Gedanken zur Lagerung
- Wiederholung der Gelenkanatomie
- viele Bilder, auf denen die Grifftechniken und die praktische Durchführung zu sehen sind
- Tipps aus der praktischen Physiotherapietätigkeit, die auch für Pflegekräfte hilfreich sind (spastische Faust, schmerzhafte Schulter)
- Befund und seine Dokumentationsmöglichkeiten

Kontrollinstanzen wie der MDK (Medizinischer Dienst der Krankenkassen) nehmen das Auftreten von Kontrakturen zum Anlass für Prüfungen und fordern eine individualisierte Anamnese, Durchführung und entsprechende detaillierte Dokumentation der durchgeführten Maßnahmen (s. 5.). Zwei Elemente – Risikoerfassung und Maßnahmendurchführung – fließen in die Qualitätsbeurteilung mit ein. Dies weist auf die große Bedeutung der Kontrakturprophylaxe hin!

☺ **Hinweise und Tipps:**
Besonders wichtige Anmerkungen, Hinweise und praktische Tipps sind im Text grau unterlegt.
Die Bedeutung der Hinweise ist an der Anzahl der ☺ zu erkennen:

☺	**wichtig**
☺☺	**sehr wichtig**
☺☺☺	**außerordentlich wichtig**

Möge dieses Buch allen Pflegenden eine Hilfe in der praktischen Durchführung und bei der Dokumentation sein.
Aber auch Physio- und Ergotherapeuten (bzw. Schüler) können das Buch als „Refresher-Kurs" betrachten und vielleicht den einen oder anderen Praxis-Tipp für sich entdecken.

Anmerkung: Aus Gründen der besseren Lesbarkeit wurde auf die geschlechterspezifische Differenzierung verzichtet. Die verwendeten Bezeichnungen beziehen sich stets auf beide Geschlechter.

Böbingen, Januar 2012

1. BEGRIFFSERLÄUTERUNGEN

1.1. Kontraktur: Definition, Diagnose und Ursachen

Definition:
Der Begriff Kontraktur (lat. *contrahere* – zusammenziehen) beschreibt einen meist schwer reversiblen Funktions- und Bewegungsverlust von Muskeln, Gelenken, Gelenkkapseln, Sehnen und Faszien. Die Gelenke lassen sich weder aktiv noch passiv bzw. nur schwer bewegen, wobei die Bewegung schmerzhaft sein kann.
„Eine Kontraktur ist immer die Folge mangelnder Bewegung des betroffenen Gelenkes." (5)
Die Kontraktur kann von einer leichten Funktionseinschränkung bis zur vollständigen Versteifung reichen. Am **häufigsten** sind die **großen Gelenke** betroffen.

Es werden unterschieden

- **Flexions** (Beuge-) **kontraktur** (Gelenk in Beugung, Streckung nicht möglich),
- **Extensions** (Streck-) **kontraktur** (Gelenk in Streckung, Beugung nicht möglich),
- **Abduktions** (Abspreiz-) **kontraktur** (Gelenk in Abspreizung, Heranziehen nicht möglich).
- **Adduktions** (Heranziehungs-) **kontraktur** (Gelenk in herangezogener Haltung, Abspreizen nicht möglich).

Diagnose:
Bei Kontrakturen sieht und spürt man ein typisches Erscheinungsbild:
- Fixierte Gelenkstellung (Zwang-/ Schonhaltung), verringertes Bewegungsausmaß
- verkürzte und verhärtete Sehnen
- atrophierte Muskulatur
- Widerstand beim Versuch der Dehnung am Ende des Bewegungsausmaßes

Ursachen
für eine Kontraktur können verschiedene Strukturen bzw. Situationen sein:

1.1.1. Tendomyogene und fasziogene Kontraktur

Bei dieser häufigsten Kontrakturform sind **Sehnen** (lat. *tendo*) und **Muskeln** (lat. *mus / myo*) betroffen. Nach Verletzungen oder Entzündungen, bei längerer Immobilisation (z. B. Gips), kommt es zu Verklebungen im Muskel-, Sehnen- und Fasziengewebe, so dass das Gleitverhalten dieser Strukturen gegeneinander beeinträchtigt ist. Diese Kontrakturen sind eingeschränkt reversibel (s. 1.1.4.).
Eine fasziogene Kontraktur ist die **Dupuytren-Kontraktur**: Es handelt sich um eine Kontraktur des 4. und / oder 5. Fingers in einer Beugestellung; Ursache unbekannt. Therapie der Wahl ist hier die operative Durchtrennung des Kontrakturstranges.

1.1.2. Arthrogene Kontraktur

Hier liegt die Ursache im **Gelenk** (griech. *arthro-*, Wortelement mit der Bedeutung „Gelenk"): Durch Arthrose, Rheuma, Osteoporose sowie Entzündungen, Ankylosen (Versteifungen bei M. Bechterew), Verletzungen und Einblutungen in das Gelenk geht die Beweglichkeit mehr oder weniger verloren. Diese Kontrakturen sind nicht reversibel. Auch nach Endoprothesen-OPs können Kontrakturen auftreten bzw. präoperative Kontrakturen bleiben bestehen.

1.1.3. Dermatogene Kontraktur

Dies ist eine **Narbenkontraktur**, die nach ausgedehnten Verletzungen, Hauttransplantationen, Operationen und Verbrennungen auftritt. Sie ist kaum reversibel.

1.1.4. Neurogene Kontraktur / Spastik

Diese Kontrakturen entstehen bei einer Schädigung im zentralen oder peripheren **Nervensystem** (griech. *neuron*) und treten entweder bei angeborener oder erworbener spastischer Lähmung in Erscheinung (z. B. Apoplex, Tetraspastik, Querschnitt). Hier ist zu beachten, dass bei erworbenen neurologischen Erkrankungen die vermeintlichen Gelenkfixierungen in der Anfangszeit **keine echten Kontrakturen** sind, **sondern** ein **spastisches Haltungsmuster**.

> ☺ *Hinweis:*
> *In dieser Situation sollten Sie ggf. Hilfe durch einen* Physio- / Ergotherapeuten *einholen. In extremen Fällen können / müssen vom Arzt auch* Muskelrelaxantien *verordnet werden, die eine halbe bis eine Stunde vor den Pflegemaßnahmen verabreicht werden.*

Durch eine entsprechende Vorbehandlung (z. B. **Bobath-Konzept**) lassen sich spastische Haltungsmuster **teilweise „lösen"**, d. h. der Muskeltonus senken (s. 4.4.1.). So kann z. B. ein stark gebeugtes Ellenbogengelenk nach mehreren Physiotherapieeinheiten wieder besser gestreckt werden. Allerdings wird dieses erweiterte Bewegungsausmaß ohne fortgesetzte Therapie nicht von Dauer sein: Auch bei einer Lagerung unter Beachtung neurologischer Aspekte (s. 2.8.3.2.) würde sich die Beugespastik wieder durchsetzen. So kann sich bei „konsequenter Nicht-Therapie" über Monate doch eine echte Kontraktur entwickeln. Hier muss unter Umständen an eine Schienenversorgung gedacht werden.

1.1.4.1. Rigor

Der Rigor (lat.: „Steife, Starre") tritt vor allem bei **M. Parkinson** auf. Durch die zunehmende Einstellung der Dopaminproduktion kommt es über Umwege zu einem gestörten Zusammenspiel von Agonist und Antagonist (Spieler und Gegenspieler) in der Muskulatur. Beim passiven Durchbewegen bleibt während des gesamten Bewegungsablaufes eine erhöhte Muskelspannung bestehen, die an einen **wächsernen Widerstand** erinnert. Stress und Angst verstärken den Rigor.
Also: Ganz besonders bei einem Parkinson-Pflegekunden nie hektisch arbeiten!

1.1.4.2. Clonus

Ein Clonus - auch Zahnradphänomen - ist eine rhythmisch krampfende Muskelkontraktion bei neurologischen Erkrankungen; sichtbar durch ein grobschlägiges Extremitätenzittern.

> ☺☺ *Tipp:*
> *Tritt ein Clonus am Bein auf, kann er oft durch das passive Strecken der Großzehe nach oben (Abb. 74b) des betroffenen Beines zum Stillstand gebracht werden. Ist (seltener)ein Arm betroffen, kann durch das Anwinkeln der Hand nach oben (Dorsalextension, Abb. 40) ebenfalls Stillstand erreicht werden.*

1.1.5. Sonstige Ursachen

Außer den oben aufgeführten Strukturen gibt es auch **Situationen**, durch die Kontrakturen begünstigt werden, z. B:

-   Kongenitale (angeborene) Kontraktur (z. B. Klumpfuß)
-   Chronische Schmerzen mit dauerhafter Schonhaltung (→ Schmerzmedikation)
-   Langzeitbettlägerigkeit auf Grund einer Verletzung (z. B. Wirbelsäulenfraktur)
-   Immobilität / Bewegungsarmut des Pflegekunden aus eigenem Antrieb
-   Gewohnheitshaltungen im Sitzen oder Liegen
-   Psychogene Kontraktur bei Trauma, Demenz, Angst
-   Lagerungsbedingte Kontraktur (z. B. Spitzfuß)
-   Kontraktur nach Gips- oder Schienenruhigstellung
-   Alkohol- und Medikamentenabusus
-   Schwindel, Sehstörungen
-   Amputationen

1.2. Pathophysiologie der Kontraktur

Eine Kontraktur entsteht durch eine länger andauernde Immobilität, wobei zum Zeitfenster in der Literatur Angaben zwischen **zwei** (6) **und 8-12 Wochen** (7) zu finden sind. Die Inaktivität führt zu Muskelatrophien und einem beschleunigten Gewebeumbau. Dadurch wird die Beweglichkeit und Belastbarkeit aller Strukturen in dem und um das Gelenk herabgesetzt.
Diskutiert werden

-   Beschleunigte Bewegungseinschränkung in **traumatisiertem** Gewebe (8)
-   **Proliferation eines Pannus** (lat.: „Lappen"; hier: Bindegewebswucherung)
-   **Adhäsionen** (Verklebungen) der Synovialfalten mit Entzündung
-   Durch die Entzündung entstehen wiederum sog. **Cross Links**: Dies sind „kreuzweise" und damit nicht mehr elastisch angeordnete Proteinmoleküle im kollagenen Bindegewebe; normalerweise sind diese Moleküle parallel zur Zugrichtung des Gewebes angeordnet und gewähren dadurch die Elastizität.
-   In der weiteren Folge kommt es zur Kapselschrumpfung, zum Funktionsverlust der Ligamente, zur Knorpeldegeneration, Knochenatrophie / Osteoporose

Je länger Kontrakturen bestehen, desto schwieriger und zeitintensiver ist ihre Therapie: *„Längere bestehende Gelenkskontrakuren suchen den Gewebeumbau und sind daher sehr zeitaufwändig."* (9). Daher hat die Prophylaxe eine außerordentlich hohe Bedeutung. Bei der Therapie von Kontrakturen ist viel Geduld seitens des Pflegekunden / Patienten und der Pflegekraft / des Therapeuten gefordert.

1.3. Kompetenzen von Pflegekräften und Physiotherapeuten

Die Einschätzung des Kontrakturrisikos erfolgt in der Regel durch die **Pflegekräfte**, die die Verhaltensgewohnheiten und Bewegungsabläufe der Pflegekunden beobachten und ggf. für die **Kontrakturprophylaxe** verantwortlich sind.
Sind bereits Kontrakturen vorhanden oder entwickeln sich solche, ist eine **Therapienotwendigkeit** gegeben und der **Physio-/Ergotherapeut** ist zusätzlich zuständig.

> **Für die Durchführung der Kontrakturprophylaxe müssen die Pflegekräfte gute Kenntnisse in Anatomie und Physiologie der Gelenke haben.**

2. KONTRAKTURPROPHYLAXE

Für eine erfolgreiche Kontrakturprophylaxe ist eine interdisziplinäre Zusammenarbeit folgender Berufsgruppen erforderlich:

- **Pflegepersonal** (Risikoermittlung, Koordination und Durchführung der prophylaktischen Maßnahmen)
- **Physio- / Ergotherapeuten** (Anleitung des Pflegekunden und ggf. der Pflegekräfte, Durchführung therapeutischer Maßnahmen, Hilfsmittelberatung)
- **Ärzte** (Verordnung der therapeutischen Maßnahmen; Schmerzmedikation)

Grundsätzlich sind die meisten Kontrakturen zu beheben, doch ist dies ein langwieriger Prozess und setzt im besten Falle die aktive Mithilfe des Betroffenen voraus. Erfahrungsgemäß sind bei (bettlägerigen) alten Menschen und Langzeitpflegekunden (Komapatienten) eingetretene Kontrakturen fast nicht mehr reversibel. Daher müssen Sie Bewegungsausmaße erhalten und beobachten, um bei eintretenden Verschlechterungen sofort (mit dem Arzt und Therapeuten) reagieren zu können. Im Bereich der häuslichen Pflege müssen Sie die Angehörigen anleiten und mit einbeziehen.

2.1. Definition

Unter Kontrakturprophylaxe (Prophylaxe, griech: *behüten, beschützen*) versteht man Maßnahmen, mit denen eine Kontraktur verhindert oder dieser Prozeß zumindest verzögert werden kann.

Nach Menche et al. gehören zur Prophylaxe folgende Schritte:

- Gefahren wahrnehmen
- Gefährdungen beurteilen
- Maßnahmen planen
- Maßnahmen durchführen, handeln
- Ergebnis evaluieren (10)

Die unterschiedlichen in Frage kommenden Maßnahmen müssen je nach geistiger und körperlicher Verfassung des Pflegekunden eingesetzt werden.

☺☺☺ *Hinweis:*
Pflegekunden sollen frühzeitig dazu angehalten werden, sich häufig zu bewegen bzw. ihre Bewegungsfähigkeiten solange wie möglich zu erhalten:
Selbstpflegeaktivität und ATL (Aktivitäten des täglichen Lebens)

2.2. Folgen von Kontrakturen

Kontrakturen können den ganzen Körper und / oder einzelne Gelenke betreffen. Durch sie können zahlreiche Konsequenzen auftreten, die die Lebensqualität des Betroffenen beeinträchtigen und die Arbeit der Pflegenden erschweren:

- Beeinträchtigung bei Alltagsbewegungen (ATL) / Verlust an Selbständigkeit
- Schmerzen durch dauerhafte und teilweise extreme Endposition der Gelenke
- Dekubitusentwicklung / Hautschäden durch Pilzentwicklung
- Zunehmender Verlust der Wahrnehmung der betroffenen Körperteile
- Ödementwicklung durch reduzierte Stoffwechselzu- und abflüsse
- Erschwerte Pflegefähigkeit (waschen und an-/entkleiden)

- Erschwerte Lagerungsmöglichkeiten
- Erschwerte Atmung durch eingeschränkte Thoraxbeweglichkeit
- Erschwerte Mobilisation aus dem Bett in einen (Pflege-) Rollstuhl
- Erschwerte Therapiemöglichkeiten für Physio- und Ergotherapeuten

2.3. Indikationen für die Kontrakturprophylaxe

- neurologische Erkrankungen / Lähmungen von Körperteilen
- Immobilität / Bettlägerigkeit
- Schlechter Allgemeinzustand
- Pflegekunden mit Gips-, Schienen- oder Streckverbänden
- Pflegekunden mit Verbrennungen in Gelenknähe
- Zustand nach OP
- Gewohnheitshaltungen
- Demenz (oft mit erhöhtem Muskeltonus einhergehend; später Bettlägerigkeit)
- Bewusstlosigkeit / Koma
- Infekte (dadurch Bettlägerigkeit)

2.4. Kontraindikationen für die Kontrakturprophylaxe

- Entzündungen der Gelenke und umgebenden Weichteile
- Infizierte gelenknahe Wunden
- Frische Wunden (z. B. nach OP)
- Schmerzen unklarer Genese
- Schmerzen bei der Durchführung der Maßnahmen
- Fieber
- Allgemeines Unwohlsein, Blutdruckkrisen
- **Relative Kontraindikation**: Narben in Gelenknähe; in diesem Falle sind die Bewegungen ggf. zu unterlassen bzw. nicht endgradig (2.7.1.) durchzuführen.

2.5. Aktive Maßnahmen

> *Merksatz:*
> *„Aktiv vor assistiv - assistiv vor passiv"*
> *10 Wiederholungen / Gelenk, 3x täglich, auch am Wochenende!*

> ☺ *Hinweis:*
> *Vor der praktischen Durchführung sollte*
> - *Bewegungsfreiraum geschaffen werden durch Entfernen von Decken, Lagerungsmaterial; Fixieren von Katheter, Infusionen etc.*
> - *der Pflegekunde so flach wie möglich und entspannt liegen oder sitzen,*
> - *die Zimmertemperatur nicht zu kühl sein.*

Die vom Pflegekunden aktiv ausgeführten Maßnahmen sind die **effektivste** Kontrakturprophylaxe. Ich verweise auf das **Konzept der aktivierenden Pflege**: Ressourcen des Pflegekunden (selbständige Körperpflege, An- und Auskleiden usw.), die zum Erhalt der körperlichen und seelisch-geistigen Selbständigkeit beitragen, sollen soweit wie möglich in die Pflegemaßnahmen integriert werden.

Fordern Sie den Pflegekunden während der Pflege zu folgenden Bewegungen auf:

- Finger / Zehen beugen, strecken und spreizen
- Handgelenke / Sprunggelenke drehen
- Ellenbogen / Knie beugen und strecken, die Unterarme umwenden
- Arme heben, senken, anziehen und abspreizen, drehen
- Beine beugen, strecken, heranziehen und abspreizen, drehen

Es eignen sich **Gruppengymnastik, Tänze im Sitzen, Sturzprävention** und die **10-Minuten-Aktivierung** (s. 2.5.2.) als Bewegungsangebote. Durch die aktiven Ausführungen werden die erforderlichen Strukturen (Muskeln, Sehnen, Gelenke, neuronale und cerebrale Steuerungsmechanismen, Blut- und Lymphgefäße) auf eine Art und Weise beansprucht, wie dies keine passive Maßnahme vermag. Gleichzeitig werden Pneumonie- und Dekubitusprophylaxe durchgeführt, die Körperwahrnehmung und die kognitive Leistungsfähigkeit geschult.

Ausgangspositionen sind **Stand / Gang** und **Sitz**; aber auch im **Liegen** können aktive Bewegungen ausgeführt werden.

Bei **Gewohnheitshaltungen** - z.B. Kopf gerne auf eine Seite gedreht - kann es schon helfen, wenn Sie den Pflegekunden von der anderen Seite ansprechen oder ihm die Mahlzeit von der anderen Seite reichen, so dass er aktiv den Kopf auf die „schlechtere" Seite dreht.

Aktive Angebote mit vorhandenen Materialien...

- einem Luftballon, der mit Händen, Papptellern, Füßen gespielt werden kann
- Gehstöcke, die als „Gymnastikstab" eingesetzt werden können
- Handtücher, die zum pantomimischen Abtrocknen am ganzen Körper eingesetzt werden können; mit denen der Tisch in großen Bewegungen „geputzt" wird.
- Handtücher, die (vom Pflegekunden) zusammengeknotet werden und als Ball benutzt werden können: zuwerfen und fangen, im Kreis herumgeben und den Namen des Nachbarn nennen, auf den Boden legen und aufheben
- Schneebesen (s. Abb. 1 und Kapitel 2.5.2.)

2.5.1. Der Gang

> ☺☺☺ *Hinweis:*
> *Die wichtigste aktive Maßnahme ist das „Globale Bewegungsmuster" Gehen; dadurch wird der gesamte Bewegungsapparat aktiviert.*
> *Die Gehfähigkeit des Pflegekunden sollte daher solange wie möglich erhalten bleiben – und sei es mit Hilfsmitteln wie Rollator oder Achselstützgehwagen.*

Was kommt „in Gang" beim Gehen?

- **Atmung**: Vertiefung der Atembewegungen; bessere Belüftung der Alveolen
- **Darmtätigkeit**: Verbesserte Darmperistaltik; Reduktion von Laxantien
- **Durchblutung**: Alle Organe und die Haut profitieren von einem beschleunigten Blutumlauf
- **Gleichgewicht / Reaktion**: Diese Fähigkeiten bleiben länger erhalten und dienen somit der Sturzprävention
- **Muskulatur**: Sie bleibt funktionsfähig für Bewegungen, Kraft und Flexibilität

- **Osteoporoseprophylaxe**: Durch den formativen Bildungsreiz „Druck" auf die Knochensubstanz kann eine Osteoporose verhindert oder verzögert werden
- **Thromboseprophylaxe**: Durch die rhythmische regelmäßige Bewegung werden die Venen entleert und einer (weiteren) Thromboseentwicklung kann vorgebeugt werden
- **Selbständigkeit**: Eigenversorgung bei den Verrichtungen des ATL
- **Selbstwertgefühl**: Die Begegnung mit den Mitmenschen auf „Augenhöhe" ist für das seelische Wohlbefinden wichtig

2.5.1.1.Gehhilfen und ihre Einsatzmöglichkeiten

Gehhilfen ohne Räder:

Gehhilfe	Einsatz bei / nach:	Vorteile	Nachteile
Gehstock wichtig: Länge angepasst, Gummistopper	- Allg. Gangunsicherheit - Arthrose in Hüft-, Knie-, Sprunggelenken - Diskreter Schwindel	- taktile Hilfe (Sturzprophyl.) - vermittelt Sicherheit - Abstützen bei Schmerzen	- durch jahrelanges Stützen Gelenkarthrose - instabil durch punktuelle Aufstützfläche
4-Pkte-Stock wichtig: Länge angepasst, Gummistopper	- nach Apoplex, bei MS - bei spastischem Gangbild	- gute Standfestigkeit durch 4-Punkte-Aufstützfläche	- relativ schwer
Unterarm Gehstütze wichtig: Länge angepasst, Gummistopper	- nach Bein-OPs: 2 UAG bei Entlastung, 1 UAG bei Teilbelastung	- besserer Halt als beim Gehstock durch Anlagefläche am Unterarm	- unhandlich, v.a. bei 2 UAG
Gehbock wichtig: Höhe angepasst	- Allg. Gangunsicherheit - Arthrose in Hüft-, Knie-, Sprunggelenken - Diskreter Schwindel	- sehr gute Standfestigkeit	- muss vor jedem Schritt angehoben werden - keine Einsatzmglk. bei Treppen - kein physiolog. Gangbild mehr (Armpendel)

Gehhilfen mit Rädern:

Gehhilfe	Einsatz bei / nach:	Vorteile	Nachteile
Deltarad wichtig: Höhe angepasst	- Allg. Gangunsicherheit - Arthrose in Hüft-, Knie-, Sprunggelenken - Diskreter Schwindel	- gut in der Wohnung zu handhaben - kein Anheben des Gerätes	- relativ kippgefährdet - kein Armpendel - kein Einsatz b.Treppen
Rollator m. Korb u. Sitzfläche; wichtig: Höhe angepasst	- Allg. Gangunsicherheit - Arthrose in Hüft-, Knie-, Sprunggelenken - Diskreter Schwindel - M. Parkinson	- sehr gute Standfestigkeit - große Sicherheit - Erhalt der Selbständigkeit - Möglichkeit zum Ausruhen	- kein physiolog. Gangbild mehr (Armpendel) - kein Einsatz bei Treppen
Arthritis-Rollator	- Allg. Gangunsicherheit - Arthrose in Handgelenken - Arthrose in Hüft-, Knie-, Sprunggelenken	- Erhalt der Selbständigkeit - Entlastung der Arme / Hände - gute Aufrichtung	- kein physiolog. Gangbild mehr (Armpendel) - kein Einsatz bei Treppen
Achselstützgehwagen	- Kontrakturen d. Beine ⇨ keine Gewichtsübern. mehr - allg. Schwäche - bei spast. Gangbild - M. Parkinson	- ermöglicht auch „nicht gehfähigen" Menschen das Gehen ⇨	- kein physiolog. Gangbild mehr (Armpendel) - kein Einsatz b.Treppen - nicht für den Hausgebrauch geeignet

Kann ein Pflegekunde nicht mehr gehen (Knie- oder Hüftarthrose), kann ein **Bett-fahrrad** im Liegen oder Sitzen eingesetzt werden. Auch ein **Galgen** oder eine **Strick-leiter** am Fußende können bei der aktiven Bewegung eine Hilfe sein.

2.5.2. Die 10-Minuten-Aktivierung

Bei diesem Angebot werden die Pflegekunden zu Bewegungsübungen mit verschie-denen Materialien ermuntert. Auch Geschichten, Gedichte und Lieder haben ihren Platz. Angesprochen wird also der motorische, psychosoziale, emotionale und kog-nitive Bereich (ganzheitlicher Ansatz). Diese am besten täglich durchgeführte Maß-nahme ist als Einzel- und Gruppenangebot möglich. Scheinbar bewegungslose Men-schen bewegen sich plötzlich mit unerwarteter Geschicklichkeit, eher teilnahmslose Pflegekunden zeigen wieder Interesse an ihrer Umgebung, man sieht lachende Ge-sichter und erlebt tolle Gedächtnisleistungen. Es können Materialien eingesetzt wer-

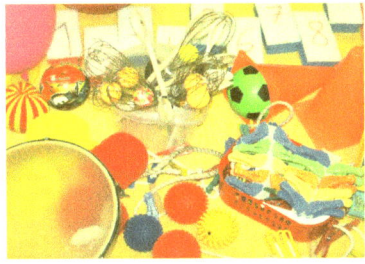

den, die in fast jedem Heim vorhanden sind: **Kochlöffel, Schneebesen** (mit einem Tisch-tennisball gefüllt wird daraus ein Rhythmusge-rät**), Wäscheklammern, Handtücher, Spül-schwämme** (mit Zahlen oder Buchstaben bemalt). Außerdem eignen sich **Pappteller, Plastikbecher, Luftballons, weiche Bälle** in verschiedenen Größen und kleine **Baustel-lenhütchen**, die im Baumarkt erhältlich sind.

Abb. 1: Materialien zur Aktivierung

2.5.3. Resistive Maßnahmen

Darunter versteht man aktive Bewegungen gegen einen Widerstand durch eine Pfle-gekraft / einen Therapeuten oder gegen elastische Bänder oder Bälle.

2.6.   Assistive Maßnahmen

Hierbei führt der Pflegekunde Bewegungen mit **Unterstützung der Pflegekraft** aus.

2.6.   Passives Dehnen / passives Durchbewegen

Defintion des Durchbewegens:
Hierunter versteht man das Bewegen der Gelenke durch eine Pflegekraft oder einen Therapeuten ohne Muskelaktivität des Pflegekunden. Hierbei findet **kein motori-sches Lernen** statt: Es kommt nicht zu einer Verbesserung der aktiven Bewegungs-fähigkeit.

Techniken des passiven Dehnens:
-   Den überdehnten Antagonisten des kontrakten Muskels durch klopfen, kühlen oder bürsten zur Aktivität stimulieren, so dass er wieder kontrahieren kann (Beispiel: Bei einem kontrakten Biceps wird der Triceps geklopft, gebürstet etc.)
-   Langsames Dehnen und Halten der Position durch Orthesen / Splints (Schienen) *Orthesen* **sichern Bewegungsabläufe,** *Splints* **sichern Positionen.** Um einen Effekt zu erzielen, müssen Splints täglich über einige Stunden getragen werden.
-   Serielle *Gipsverbände*, d. h. alle fünf bis sieben Tage neu angepasste Gipse
-   Bei Spastiken den Muskeltonus durch neurologische Behandlung senken

2.7.1. Prinzipien beim Durchbewegen

Vorab müssen Sie Fixierungen von Drainagen, Lagerungsmaterial etc. entfernen und ggf. Infusionen abstöpseln. Bei starker Schmerzhaftigkeit kann eine **Schmerzmittelgabe** ca. eine halbe Stunde vor der Maßnahme erfolgen.

Sie sollten sich darüber im Klaren sein, dass es sich bei dieser Maßnahme um eine Be-Hand-lung handelt: Das Wohl des Pflegekunden liegt nun in Ihren Händen.

Dies gilt insbesondere bei Pflegekunden mit einem neurologischen Krankheitsbild. Daher ist es wichtig, dass Sie sich **Zeit** nehmen und den Pflegekunden mit **warmen Händen** berühren.

Beim Durchbewegen müssen Sie folgende Prinzipien beachten:

1. **Informieren** des Pflegekunden
   Grund: Der Pflegekunde soll sich auf die geplante Maßnahme einstellen können.

2. **Beide Hände** beim Durchbewegen eines Gelenkes einsetzen. Der proximale Gelenkbereich wird **fixiert**, das distale Gelenk **bewegt**.
   Grund: Ohne Fixierung entsteht eine instabile Situation, in der sich außer dem zu bewegenden Gelenk auch andere Gelenke mit bewegen.

3. **Langsame** Ausführung der Bewegungen
   Grund: Miteinander vertraut werden; Grenzen der Bewegung kennen lernen.

4. **Kontinuierliche** Ausführung der Bewegungen (nicht ruckartig)
   Grund: Sanftes Erreichen der Schmerzgrenze.

5. **Verbale Begleitung** der Bewegungen („Aufforderungscharakter")
   Grund: Aktivierung der kognitiven Beteiligung.

6. **Blickkontakt** mit dem Pflegekunden halten
   Grund: Mimische Information bei verlorener sprachlicher Ausdrucksmöglichkeit.

7. **Endgradige** Ausführung der Bewegungen
   Grund: Das noch vorhandene Bewegungsausmaß bleibt nur bei Erreichen der aktuellen Grenze erhalten.

8. **Großflächiges,** d.h. umgreifendes Anfassen der Extremitäten
   Grund: Gefühl von Sicherheit, Geborgenheit vermitteln; dadurch Entspannung.

2.8. Lagerung

Definition:

Unter Lagerung versteht man das „Positionieren" eines Menschen bzw. seiner Extremitäten unter Beachtung seiner Bedürfnisse, Bewegungsmöglichkeiten, Wünsche und der aktuellen Gelenk-, Muskel-, Haut und Schmerzsituation mit und ohne Hilfsmittel über einen Zeitraum von Minuten bis Stunden.

☺☺☺ *Hinweis:*
Lagerung kann Kontrakturen (fast) nicht verhindern, da es sich um eine statische Situation handelt. Für eine effektive Kontrakturprophylaxe müssen die Gelenke unbedingt jeweils bis an ihre aktuelle Grenze bewegt werden! (s. auch 2.8.2. und Anm. 11).
Durch Lagerung wird bestenfalls die aktuelle Gelenkstellung konserviert.
Eine Sondersituation liegt bei Menschen mit einer ICP und Tetraspastik vor: Hier sind spezielle Lagerungshilfen (Schienen, sog. Steckbetten etc.) sinnvoll.

Ziele der Lagerung sind:
- Dekubitus-Prophylaxe (gute Hautdurchblutung durch Druckvermin derung)
- Pneumonie-Prophylaxe (Sekretabflussförderung)
- Stoffwechsel-Zuflüsse und –Abflüsse verbessern
- Körperwahrnehmung erhalten / verbessern
- Regulation des Muskeltonus
- Bezug zur Umgebung erhalten (Bettposition im Raum, Zimmergestaltung)

Ausgangsstellungen für Lagerungen sind:

Liegen
- Rückenlage
- Oberkörperhochlagerung (Mahlzeiten, Atemerleichterung)
- 30° Lagerung
- 90° Seitlagerung, auch mit dem Seitenschläferkis sen
- 135° Seit-Bauchlagerung, auch mit dem Seitenschl äferkissen
- Beintieflagerung (bei AVK)
- Beinhochlagerung (bei venöser Insuffizienz und Ödemen)
  Cave: bei AVK und gleichzeitiger venöser Insuffizienz ist die waagerechte Lagerung der Beine vorzuziehen

Die **Neutralstellung** im Liegen entspricht der aufrechten Körperhaltung eines gesunden Menschen im Stand. An dieser Stellung sollten Sie sich beim Lagern orientieren (s. Abb. 2), selbstverständlich mit individueller Anpassung und mit häufigen Lagerungswechseln.

Sitzen
- im Bett
- auf dem Stuhl / im Rollstuhl / im Sessel
- am Tisch

2.8.1. Lagerungsmittel

Grundsätzlich sollten so wenige Lagerungsmittel wie möglich verwendet werden, da sie den Pflegekunden in seiner Bewegungs(!)freiheit einschränken.

- Kissen mit verschiedenen Füllungen (Federn, Schaumstoff, Styropor, Gel, ...)
- Kissen in verschiedenen Formen (80 x 80cm, 40 x80 cm, Seitenschläferkissen, Keilkissen)
- Knierollen, Halbrollen in verschiedenen Größen und Durchmessern
- Handtücher, Decken
- Lagerungsschienen für Arme / Hände, Beine / Füße
- Basketballschuhe (über die Knöchel reichende Schuhe) als Spitzfußprophylaxe sind besser als Kissen oder Kisten, da sie dem Fuß die wichtige „rundum"-Spürinformation vermitteln und die Plantarflexion verhindern
- individuell angepasster Pflegerollstuhl, ggf. mit Therapietisch: Pflegekunden verbringen viele Stunden im Rollstuhl: Daher muss er optimal angepasst sein
- verstellbare Betten / Therapiebänke
- verschiedene Matratzen

Die Lagerungsmittel sollten nicht länger als **ein bis zwei Stunden** eingesetzt werden und nur dort, wo sie auch erforderlich sind: Durch eine Knierolle können zwar die Knierückseiten entlastet werden, dafür kann aber bei ständiger Anwendung eine Kniebeugekontraktur entstehen.

☺☺☺ *Hinweise zu Matratzen:*
Weichlagerungs- / Wechseldruckmatratzen sind vor allem für Pflegekunden mit neurologischem Krankheitsbild ungünstig, da der ständig „schwankende" Untergrund keinen fixen Punkt, d. h. Orientierung im Raum, bietet.
(Stellen Sie sich einmal auf ein dickes Schaumstoffkissen und versuchen Sie „locker" ihr Gleichgewicht zu halten: Sie werden sehr schnell merken, dass Sie nicht locker, d.h. entspannt, sind, sondern ihre Muskulatur vor allem anspannen...).
Dadurch entstehen bei wahrnehmungsgestörten Pflegekunden Unsicherheitsgefühle und eine vorhandene Spastik verstärkt sich. Außerdem sind die Vibrationen des Motors permanent zu spüren und zu hören.
Wenn möglich, sollten diese Matratzen nicht verwendet werden.
Eine feste Matratze ist zwar etwas unbequemer, fordert aber unbewusst zum Lagewechsel und somit zur Bewegung auf.
Selbstverständlich sind bei einer Dekubitusgefahr die Vor- und Nachteile gegeneinander abzuwägen.

2.8.2. Kritische Gedanken zur Lagerung

Kein gesunder Mensch sitzt oder liegt zwei oder drei Stunden bewegungslos in einer Position: Ein sitzender Mensch **verändert** schon **nach wenigen Minuten** mit kleinen und großen Bewegungen seine **Position**. Untersuchungen in Schlaflaboren zeigen, dass auch der **liegende Mensch sich ständig bewegt**.

Hier ist Lagerung also Ausdruck von Bewegung („sich umlagern") und nicht nur die Einnahme einer Position! Insofern stelle ich die Frage nach dem therapeutischen und prophylaktischen Effekt von fixierten Lagerungen über zwei und mehr Stunden!

Folgen zu langer (über 30 Minuten) **Lagerung in einer Position:**
- starke Druckbelastung auf Haut, Gelenke, Muskeln und Nerven – wo bleibt hier der Aspekt der Dekubitusprophylaxe?
- Atemphysiologie: Erst in der 90°- Seitlagerung wir d die oben liegende Thoraxhälfte

gut belüftet, die unten liegende gut durchblutet. Daher drehen wir uns im Schlaf.

- Verdauungsorgane: Es kommt öfter vor, dass wir Therapeuten zu stationären Pflegekunden mit der Diagnose „Obstipation" gerufen werden: Nicht selten wird die Darmperistaltik durch zwei- bis drei Umlagerungen zusätzlich zur Colonmassage innerhalb einer Behandlung von der gewohnheitsmäßigen Rückenlage in die Bauch-Seitenlage wieder aktiviert ...

Im Laufe der Jahre habe ich in Anamnesen viele Physiotherapie-Patienten nach ihrer **Einschlaflage** gefragt: **Bauch-Seitenlage, Seitenlage oder Bauchlage werden bevorzugt. Weshalb also werden die Pflegekunden nahezu standardmäßig alle auf dem Rücken bzw. in der 30°-Lage gelagert** – eine (Ein-) Schlaflage, die nur wenige im Laufe ihres Lebens als angenehme Lage gewählt haben? Möglicherweise finden hier auch manche **Ein- und Durchschlafstörungen** eine Erklärung. Deshalb sollte bei der Biografie auch die bevorzugte Schlaflage erfragt werden.

☺☺☺ *Hinweis:*
Zwischenräume wie Kniekehlen, Taillendreieck, Halswirbelsäule etc. müssen mit festen Kissen oder Decken „ausgestopft" werden, damit der Pflegekunde das Gefühl von einer stabilen Unterlage hat; nur dann kann er entspannen, kann eine Spastik nachlassen.

Lagerungen sollen die noch vorhandenen Bewegungsmöglichkeiten unterstützen und müssen den Aktivitäten des Tagesablaufes angepasst werden, z. B. Rückenlage bei Einnahme der Mahlzeit im Bett oder beim Fernsehen. Oft muss ein Kompromiss zwischen therapeutischem Effekt und Bequemlichkeit für den Pflegekunden gefunden werden (ausprobieren).

☺☺☺ *Praxis-Tipp:*
Statt schematisch von 30°rechts / Rückenlage / 30°-links und wieder zurück zu lagern, kann im Sinne einer Mikrolagerung und mit kinästhetischen Bewegungen jedes Mal eine kleine Lagerungsvariation vorgenommen werden. Auch hierbei kommt es zu einer Veränderung der Auflagepunkte. Der übliche Lagewechsel ist für Pflegekunden mit neurologischem Krankheitsbild unter Umständen sogar eine Überforderung, die mit Angst und Abwehrspannung einhergeht und die nachts außerdem eine massive Störung des Schlafes darstellt.

30°-Lage als Eigenerfahrung:
Meine Schüler müssen die Lagerungspositionen selber einnehmen. Sie sollen nicht nur Lagern lernen, sondern am eigenen Leib die verschiedenen Lagen und den Einsatz von Lagerungsmitteln spüren. Für fast alle Schüler stellt die 30°-Lage ein „Aha"-Erlebnis dar: Spontane Aussagen wie „Ich habe das Gefühl, ich rutsche runter", „Ich liege ja ganz schief" sprechen für sich. Dennoch dürfte die 30°-Lagerung die Hauptlagerung in den meisten Pflegeeinrichtungen sein. Sie wurde vor ca. 25 Jahren als angeblich optimale Lagerung zur Dekubitusprophylaxe entwickelt (aber s. 2.8.2. unten). Wenn schon in dieser Position gelagert wird, dann muss die **gesamte Körperhälfte vom Kopf bis Fuß unterlagert** und der Kopf separat vor einem zu weiten Nach-unten-rollen gestützt werden. Leider wird bei der 30°-Lage oft nur der Oberkörper mit einem 40 x 80 cm Kissen längs unterlagert. Das Becken, die Beine sowie der Kopf machen also die vom Oberkörper vollzogene Rotation nicht mit. Der Pflegekunde liegt über lange Zeit „verdreht" im Bett.
Die 90°- Seit- bzw. Bauch-Seitenlage ist bei den me isten Pflegekunden hingegen gut anzuwenden und teilweise therapeutisch sehr wichtig (s. Abb. 8-10).

2.8.3. Lagerungsbeispiele

Vor einer Lagerung sollten Sie möglichst mit dem Pflegekunden über ihren Sinn sprechen und sie mit ihm planen. Die Lagerung soll bequem, schmerzfrei sein und die aktuelle Gelenkstellung und Muskeltonussituation berücksichtigen.

2.8.3.1. Flache Lagerung

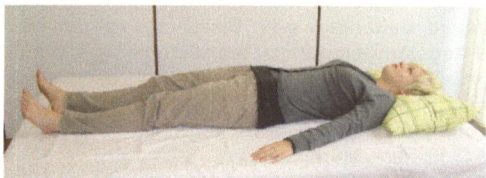

Abb. 2:
Flache Lagerung, sog. Neutralstellung (entspricht nahezu dem aufrechten Stand)

Neutralstellung: Sofern keine Kontrakturen, Wirbelsäulendeformitäten, Herzinsuffizienzen, Dekubitusgefahr und neurologische Erkrankungen vorliegen, genügt ein Kopfkissen unter dem Kopf. Die Arme sind dabei – wie im Stand - fast gestreckt, evtl. sogar in Außenrotation (laut einiger Fachbücher zum Thema Pflege sollen die Ellenbogen gebeugt gelagert werden; dadurch kann eine Beugekontraktur entstehen).

Bei Kniekontrakturen oder venöser Insuffizienz:

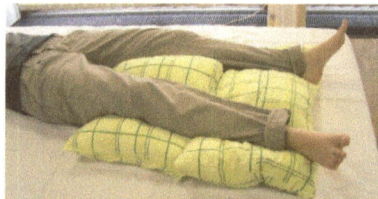

Durch das Hochziehen der Kissen zwischen Knien und Füßen entsteht eine Wölbung: Die Beine werden in Abduktion und Außenrotation gelagert; die Fersen liegen frei. Alternativ können auch zwei Knie-(halb) rollen verwendet werden, doch die Kissen unterlagern eine größere Fläche.

Abb. 3: Unterlagerung bei Kniekontrakturen und Dekubitusgefahr der Fersen

2.8.3.2. Lagerung nach Aspekten des Bobath-Konzeptes / LIN

Dieses vielseitige Konzept berücksichtigt berufsübergreifend Ressourcen und Grenzen eines Pflegekunden und gilt für Pflege und Therapie. **Es handelt sich nicht um eine starre Methode, sondern um ein flexibles Konzept.**
Zum Bobath-Aspekt soll an dieser Stelle nur kurz gesagt werden, dass hierbei der Kontrollverlust von Bewegung und Haltung (Spastik und Lähmung) vor allem bei neurologischen Krankheitsbildern und Wahrnehmungsstörungen berücksichtigt wird. **Größe, Konsistenz und Stabilität** (s. Hinweis S. 15) **der Unterstützungsfläche sind sehr wichtig.** Eine Modifikation mit Bobath-Aspekten stellt **LIN** dar: **Lagerung in Neutralstellung,** wobei auch hier jeweils die aktuelle individuelle Neutralstellung gemeint ist.
Der (imaginäre) **zentrale Schlüsselpunkt (ZSP)** in Brustbeinhöhe soll immer hinter / tiefer als die **peripheren Schlüsselpunkte (PSP)** Kopf, Schultern, Arme und Hände sowie Becken, Beine und Füße liegen. Hierfür kommt die in der Pflege auch als „A-Lagerung" bekannte Kissenposition zum Einsatz, die unter Umständen noch durch ein kleines Kopfkissen zusätzlich erhöht wird (s. Abb. 5).
Dadurch kann die Entwicklung des **Extensorentonus'** gehemmt werden: Dieser

17

zeigt sich im Liegen in einem mehr oder weniger **starken Rückwärts"bohren"** des Pflegekunden in die Matratze. Im Sitzen wird dieser Tonus durch ein Nach-hinten-drücken des Oberkörpers bzw. nach-vorne-rutschen des Gesäßes auf der Sitzfläche sichtbar. In der Praxis führt dies zur Fixation mit Gurten, Sitzhosen, Leibchen oder

zur Verordnung eines Therapietisches. Oft rutscht der Pflegekunde auf Grund des Extensorentonus' dennoch halb unter den Tisch.

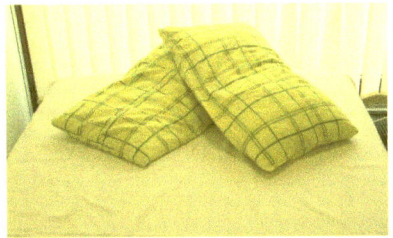 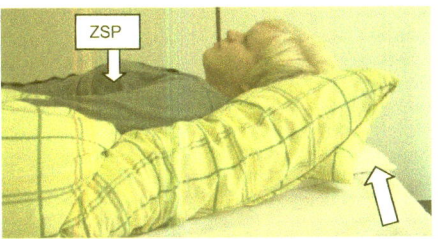

Abb. 4: Die sog. A-Lagerung

Abb. 5: Beide Kissen sind mit einem kleinen Kissen (Pfeil) zusätzlich unterlagert, da-mit der ZSP tiefer liegt als der PSP Kopf

2.8.3.3. Lagerung mit dem Schiffchen (Federkissen, Kissengröße 80 x 80cm)

Das Kissen wird hochkant gestellt und die oben liegende Seite wird nach unten in die Mitte gestülpt, so dass ein Schiffchen entsteht.
Diese Kissenform eignet sich hervorragend zur Lagerung von gelähmten Extremi-täten bei wahrnehmungsgestörten Pfegekunden:

- durch die Längsmulde liegt die Extremität sicher „wie in einem Nest"
- die Extremität kann nicht „wegrollen / wegrutschen"
- von drei Seiten werden Spürinformationen auf die Druckrezeptoren der Haut gegeben: Schulung der verlorenen oder reduzierten Wahrnehmung

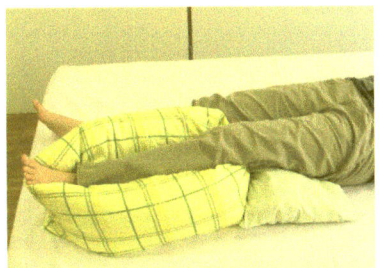 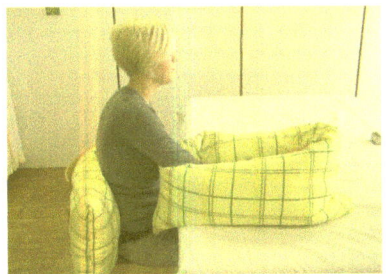

Abb. 6: Beinlagerung mit Schiffchen

Abb. 7: Armlagerung mit Schiffchen

2.8.3.4. Seitlagerung

Die Seit- bzw. Seit-Bauch-Lage ist eine (Schlaf-) Lage, die von gesunden Menschen physiologischerweise eingenommen wird – ebenso wie die Rücken- und Bauchlage. Daher spricht sehr vieles dafür, diese Lagerung auch in der Pflege zu nutzen. Bei der Seitlagerung muss die jeweils **unten liegende Beckenhälfte** etwas **nach dorsal** gezogen werden, damit der Pflegekunde nicht wieder auf den Rücken zurück rollt. Es wird **auf der betroffenen-** und **auf der nicht betroffenen Seite** gelagert.

Bei der Seitlagerung „betroffene Seite unten" ist auf folgende Punkte zu achten:

- Der PSP **Kopf** liegt **vor** dem ZSP (leichter „Rundrücken")
- Das Kopfkissen ist so dick, dass der Abstand Schulter- Ohr ausgeglichen ist, d. h. der Kopf liegt parallel zur Matratze
- Das obere (gesunde) Bein wird mit einem oder zwei dicken Schaumstoffkissen unterlagert: Knie, Unterschenkel und kompletter Fuß müssen aufliegen
- Der gelähmte Arm und die Hand werden ab dem Unterarm unterlagert (Drainagelagerung, Ödemresorption)
- Der gesunde Arm kann ohne Lagerung bleiben, damit der Pflegekunde ihn bewegen kann

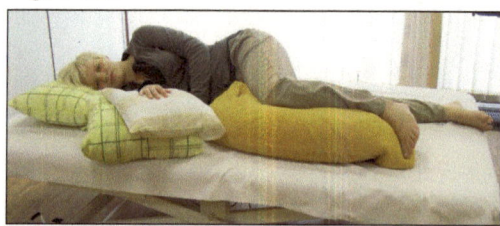

Durch das Lagern auf der betroffenen Seite werden Spürinformationen auf die Druckrezeptoren der Haut gegeben und damit die Wahrnehmungsschulung und –verarbeitung im Gehirn unterstützt. Zur Entlastung wird auch auf der anderen Seite und auf dem Rücken gelagert.

Abb. 8: Seitlagerung „betroffene Seite unten"; Unterarm und Hand liegen auf Kissen und in etwa auf Herzhöhe

Bei der **Seitlagerung „betroffene Seite oben"** ist auf folgende Punkte zu achten:

- Der PSP **Kopf** liegt **vor** dem ZSP (leichter „Rundrücken")
- Das Kopfkissen ist so dick, dass der Abstand Schulter- Ohr ausgeglichen ist,
- Das **gelähmte Bein** wird mit einem oder zwei dicken Schaumstoffkissen unterlagert: Knie, Unterschenkel und Fuß müssen aufliegen
- Der **gelähmte Arm** und die Hand werden so hoch unterlagert, dass die **Hand hoch liegt,** also ein Gefälle entsteht (Drainagelagerung, Ödemresorption)
- Der gesunde (untere) Arm kann ohne Lagerung bleiben, damit der Pflegekunde ihn bewegen kann

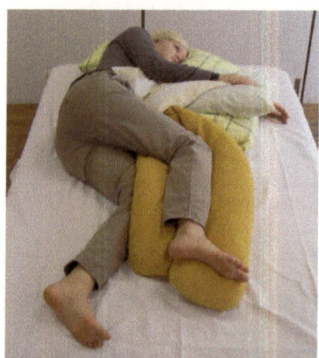

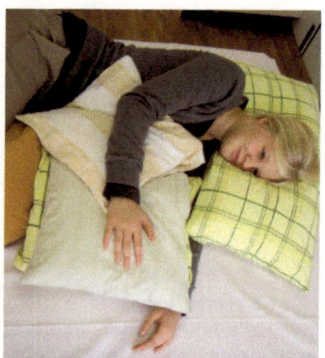

Abb. 8a: Seitlage „betroffene Seite oben"

Abb. 9: Seitlage „betroffene Seite oben": Armlagerung

2.8.3.5. Variation mit dem Seitenschläferkissen (SSK)

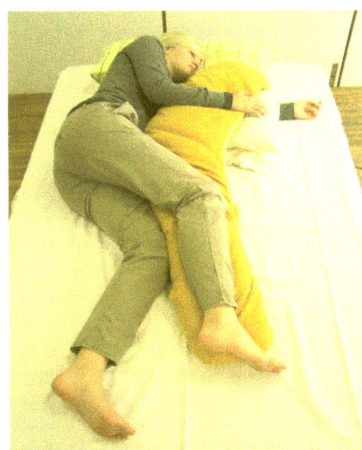

Durch die Verwendung eines SSK kann Kissenmaterial gespart werden: Je nach Körpergröße des Pflegekunden benötigt man unter Umständen nur ein SSK und ein Kopfkissen. Bei großen Menschen muss der oben liegende gelähmte Arm separat mit einem dicken Kissen unterlagert werden (s. Abb. 10).

Das SSK kann mit dem Bogen vom Pflegekunden weg oder – wie in der Abbildung – zum Pflegekunden hin gelagert werden: Wichtig ist der Kontakt des Kissens mit dem vorderen Rumpf des Kunden (Sicherheitsgefühl und Wahrnehmungsimpulse).

Es gibt SSK, die auch unter hygienischen Aspekten im Pflegebereich eingesetzt werden können (Waschtemperatur).

Abb. 10: Lagerung mit dem SSK

2.8.3.6. Physiologische Mittelstellungen der Gelenke in Rückenlage

Gelenk	Mittelstellung
Kopf	leicht unterlagert, evtl. leichte Flexion
Wirbelsäule	flach
Schultergelenke	flach, Oberarme in Abduktion, ca. 30° in Innen- oder Außenrotation möglich
Ellenbogengelenke	fast gestreckt
Handgelenke / Fingergelenke	leichte Dorsalextension, Finger leicht gebeugt, Daumen leicht abduziert
Hüftgelenke	gestreckt, Beine hüftgelenksbreit
Kniegelenke	gestreckt
Sprunggelenke	90° zum Unterschenkel

☺☺ *Hinweis:*
Es ist keinesfalls sinnvoll oder gar legitim, ein Kniegelenk (bei einem Apoplex-Pflegekunden) in Extension (Streckspastik) kontrakt werden zu lassen - nach dem Motto „auf einem gestreckten Bein kann man immerhin stehen"!
Spätestens beim Sitz im Rollstuhl hat der Pflegekunde dann das nächste Problem: Das in Streckung kontrakte Bein kann nicht gut unterlagert werden, es ist beim Sitzen am Tisch „im Weg" und es forciert den Extensorenstoß...

3. ALLGEMEINE ANATOMIE EINES GELENKES

3.1. Bestandteile eines Gelenkes

Zu einem echten Gelenk gehören

- Der Gelenk**kopf,** mit Knorpel überzogen
- Die Gelenk**pfanne,** mit Knorpel überzogen
- Der zwischen diesen Gelenkpartnern befindliche Gelenk**spalt,** mit Flüssigkeit gefüllt
- Bei einigen Gelenken im Gelenkspalt befindliche **Menisci / Disci** (Bindege-websscheiben in Knien, Wirbelsäule) zum Ausgleich von Unebenheiten
- Die das Gelenk stabilisierenden **Bänder**
- Die das Gelenk umgebende Gelenk**kapsel**

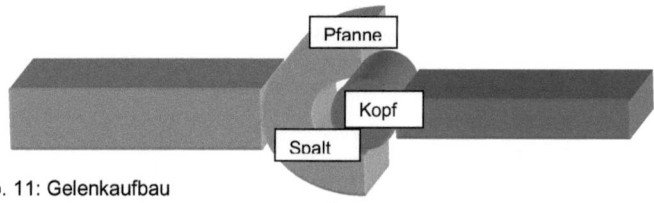

Abb. 11: Gelenkaufbau

3.2. Bewegungsachsen

Es werden drei Bewegungsachsen unterschieden, um die herum Bewegungen aus-geführt werden:

3.2.1. Transversale Achse (Querachse; **Reckturner** sind „Meister" dieser Achse)

Sie verläuft quer durch den Körper / einen Körperteil.
Um diese Achse werden Bewegungen nach vorne und hinten durchgeführt:
Flexion (Beugung) und **Extension** (Streckung)

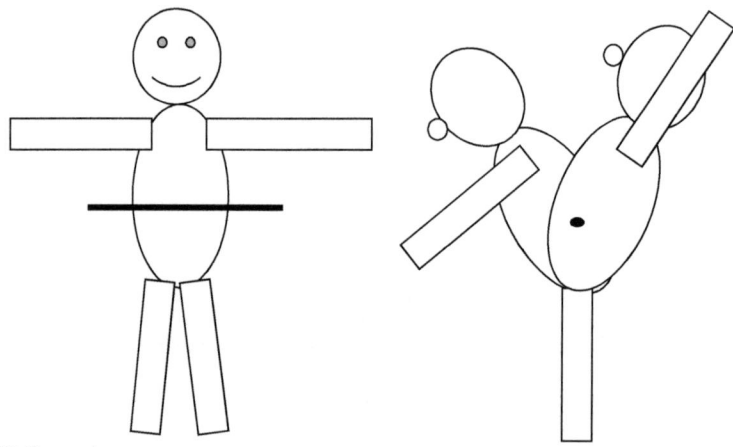

Abb. 12: Querachse

3.2.2. Sagittale Achse (Pfeilachse; wichtig beim **Radfahren**)

Sie verläuft von vorne nach hinten durch den Körper / einen Körperteil.
Seitliche Bewegungen verlaufen um diese Achse herum:
Abduktion (Seitliches Abspreizen) und **Adduktion** (Heranziehen)

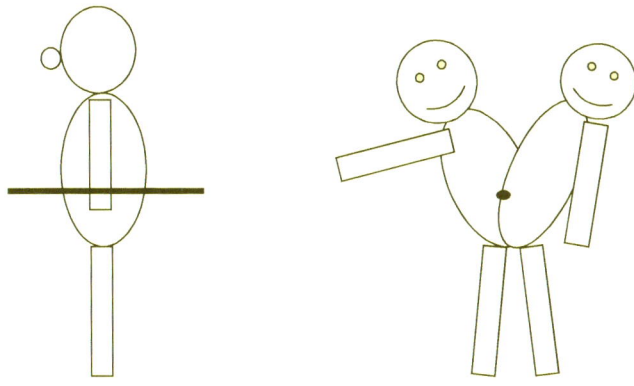

Abb. 13: Pfeilachse

3.2.3. Longitudinale Achse (Längsachse; beim **Pirouettendrehen** „die" Achse)

Sie verläuft von oben nach unten durch den Körper / einen Körperteil und dient als
Achse für Drehbewegungen:
Innen- und Außenrotation

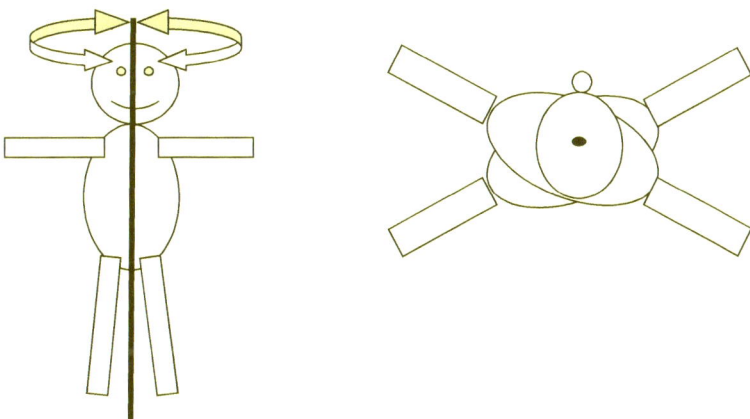

Abb. 14: Längsachse

Fast alle Bewegungen sind Kombinationen von zwei oder sogar drei Achsen.

3.3. Gelenktypen

Die Einteilung in Gelenktypen erfolgt nach der Anzahl der Achsen, um die sich ein Gelenk bewegen kann.

3.3.1. Scharniergelenk: Eine Achse und 2 Bewegungsrichtungen

Bei diesem Gelenktyp sind nur **Flexion und Extension** möglich.
Beispiele: *Ellenbogengelenk, Finger- und Zehen - Mittel- und endgelenke;*
Kniegelenk (beim Kniegelenk sind in der 90°-Beuge-Position auch Rotationsbewegungen möglich)

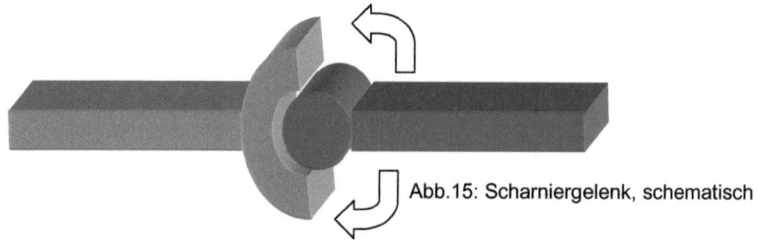

Abb.15: Scharniergelenk, schematisch

3.3.2. Eigelenk: Zwei Achsen und vier Bewegungsrichtungen

In diesem Gelenk sind **Flexion und Extension** sowie **Abduktion und Adduktion** möglich.
Beispiel: *Handgelenk, Finger- und Zehen-Grundgelenke*

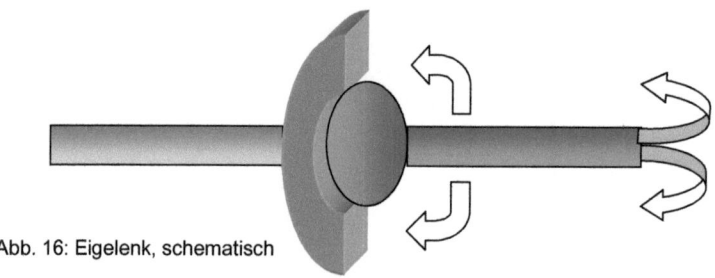

Abb. 16: Eigelenk, schematisch

3.3.3. Sattelgelenk: Zwei Achsen und vier Bewegungsrichtungen

Auch in diesem Gelenk sind **Flexion und Extension** sowie **Abduktion und Adduktion** möglich.
Beispiel: *Daumenwurzelgelenk*

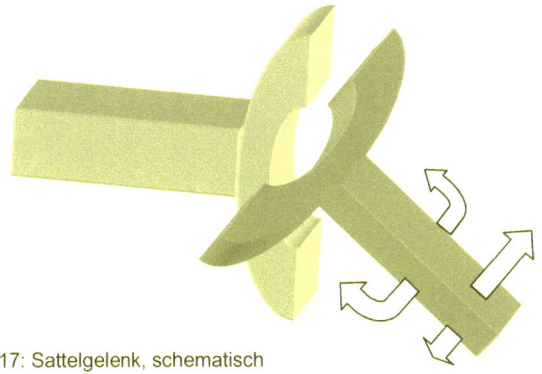

Abb. 17: Sattelgelenk, schematisch

3.3.4. Kugelgelenk: Drei Achsen und sechs Bewegungsrichtungen

Dieses Gelenk hat die größte Bewegungsmöglichkeit:
Flexion und Extension, Abduktion und Adduktion, Innen- und Außenrotation.
Die Kombination aller drei Achsen wird **Zirkumduktion** genannt.
Beispiele: *Schulter- und Hüftgelenke*

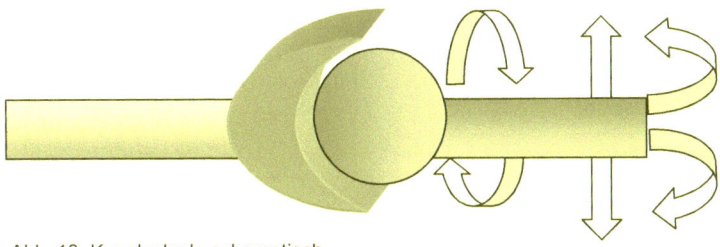

Abb. 18: Kugelgelenk, schematisch

3.3.5. Zapfengelenk: Eine Achse und zwei Bewegungsrichtungen

Es handelt sich um eine Sonderform eines Gelenkes, bei der sich zwei Röhrenknochen **umeinander drehen**.
Beispiel: **Supination und Pronation;** sog. *Unterarmwendebewegung*

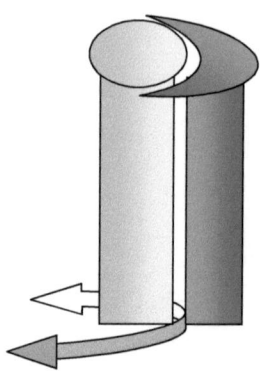

Abb. 19: Zapfengelenk, schematisch

3.4. Bewegungsausführungen und -richtungen

- **Abduktion**	Abspreizung
- **Adduktion**	Anziehen
- **Circumduktion**	Herumführung / Kreisbewegung
- **Dorsalextension**	Hochheben der Hand / des Fußes im Gelenk
- **Exorotation**	Außendrehung
- **Extension /**	
Retroversion	Streckung / zurückführen
- **Flexion / Anteversion**	Beugung / vorführen
- **Introrotation**	Innendrehung
- **Lateralflexion**	Seitneigung der Wirbelsäule
- **Palmarflexion**	Handsenken in Richtung Handinnenfläche
- **Plantarflexion**	Senken des Fußes in Richtung Fußsohle
- **Pronation**	Hand- / Fußrücken zeigt nach oben
- **Supination**	Hand- / Fußrücken zeigt nach unten
- **Caudal**	fußwärts
- **Cranial**	kopfwärts
- **Distal**	vom Körperzentrum entfernt
- **Dorsal**	rückenwärts
- **Lateral**	zur Seite
- **Medial**	zur Mitte
- **Peripher**	vom Körperzentrum entfernt
- **Proximal**	zum Körperzentrum hin
- **Ventral**	bauchwärts
- **ROM:**	
Range of Movement	Bewegungsausmaß eines Gelenkes

4. PRAKTISCHE DURCHFÜHRUNG

Benutzer-Hinweise:

Bei den Bild-Demonstrationen am „lebenden" Modell sind die <u>maximal</u> <u>möglichen</u> <u>Endstellungen</u> der gesunden Gelenke gezeigt.

In der Praxis müssen Sie durch behutsames Testen die jeweils aktuelle Endstellung des Gelenkes ermitteln!

$\boxed{F}$ bezeichnet die fixierende Hand (knapp oberhalb des zu bewegenden Gelenkes), die andere führt die Bewegung durch.

Unter den Skelettbildern bzw. bei den Arbeitslagerungen sind die lateinischen, unter den anatomischen Bildern die deutschen Bewegungsrichtungen genannt; so lernen Sie „auf einen Blick" beide Bezeichnungen.

4.1. Finger und Daumen

Die **Fingergrundgelenke** sind Eigelenke.
Bewegungen: **Flexion** (Faustschluß) **und Extension** (30°- 40°)
                      Abduktion und Adduktion

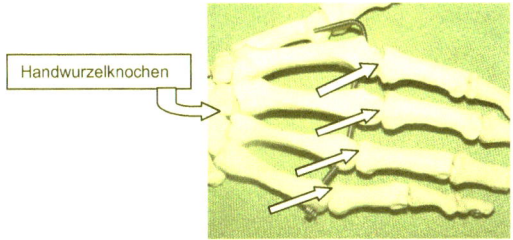

Abb. 20: Fingergrundgelenke

Arbeitslagerung für Flexion / Extension:
Unterarm und Hand liegen auf der Matratze / dem Tisch. Die Hand liegt auf der Kleinfingerseite, damit die Finger in alle Richtungen bewegt werden können.

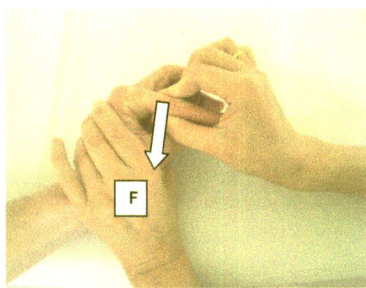
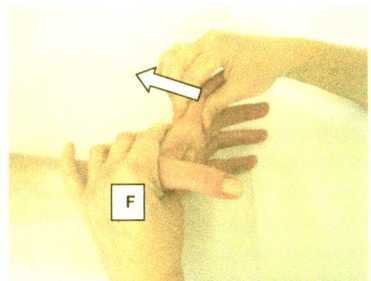

Abb. 21a: Beugung eines einzelnen   Abb. 21b: Streckung eines einzelnen
          Fingergrundgelenkes   Fingergrundgelenkes

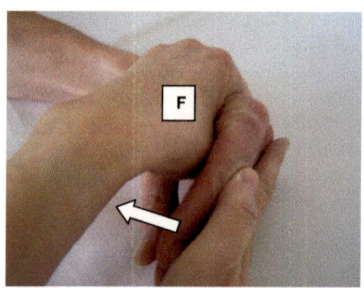
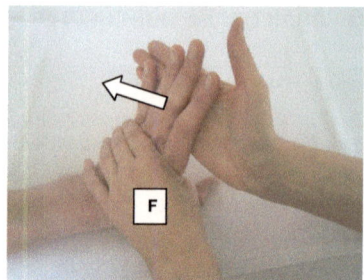

Abb. 22a: Beugung aller 4 Finger   Abb. 22b: Streckung aller 4 Finger

Arbeitslagerung für Abduktion / Adduktion:
Die Hand liegt auf der Unterlage auf, damit die Finger ohne Abweichungen bewegt werden können.

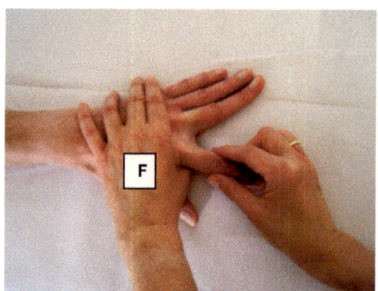
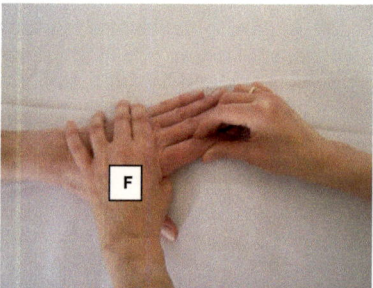

Abb. 23: Abspreizen der Fingergrund-   Abb. 24: Heranziehen der Fingergrund-
        gelenke   gelenke

Die **Fingermittel-und Fingerendgelenke** sind Scharniergelenke.
Bewegungen: **Flexion und Extension**

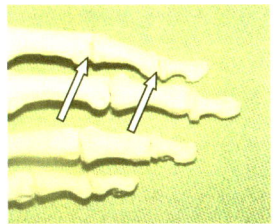

Abb. 25: Fingermittel-/endgelenke

Arbeitslagerung für Flexion / Extension:
Unterarm und Hand auf der Matratze / dem Tisch. Die Hand liegt auf der Kleinfingerseite, damit die Finger in alle Richtungen bewegt werden können.

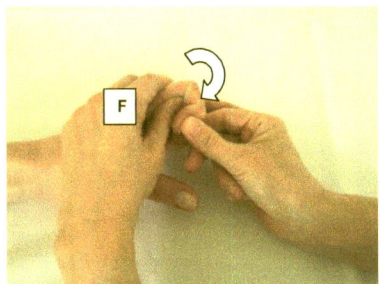

Abb. 26a: Beugung einzelner Finger

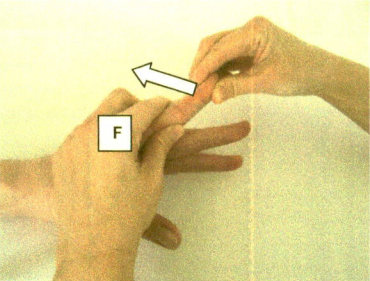

Abb. 26b: Streckung einzelner Finger

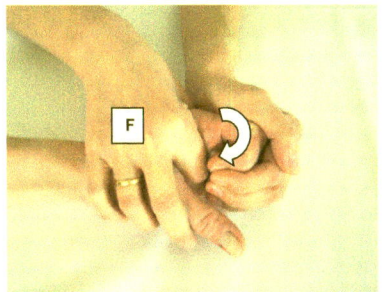

Abb. 27a: Beugung aller 4 Finger

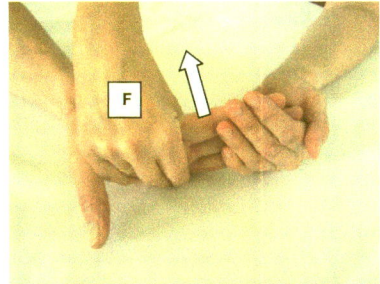

Abb. 27b: Streckung aller Finger

Das **Daumenwurzelgelenk** ist ein Sattelgelenk.
Bewegungen: **Flexion und Extension**
               Abduktion und Adduktion
               Opposition (Daumenballen berührt Kleinfingerbasis)

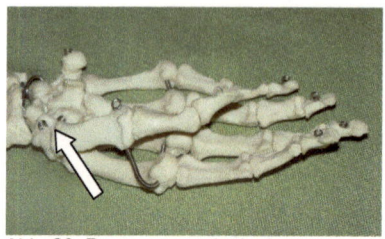

Abb. 28: Daumenwurzelgelenk

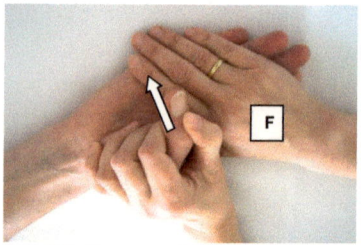

Abb. 29: Daumen wird in Opposition
gebracht

Arbeitslagerung für Opposition, Adduktion / Abduktion:
Unterarm und Hand liegen auf der Matratze / dem Tisch. Der Handrücken liegt auf der Unterlage.

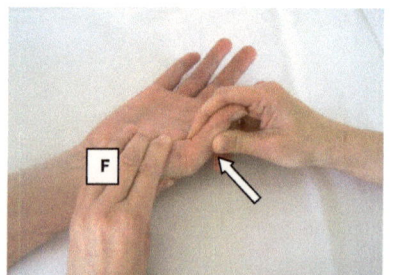

Abb. 30: Heranziehen Daumenwurzelgelenk

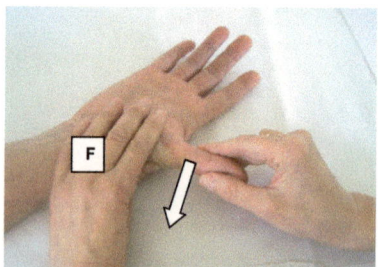

Abb. 31: Abspreizen Daumenwurzelgelenk

Arbeitslagerung für Flexion / Extension:
Unterarm und Hand liegen auf der Matratze / dem Tisch. Die Hand liegt auf der Kleinfingerseite.

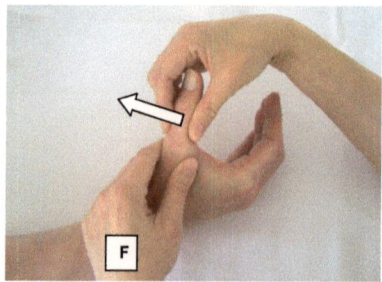

Abb. 32: Beugen des Daumens

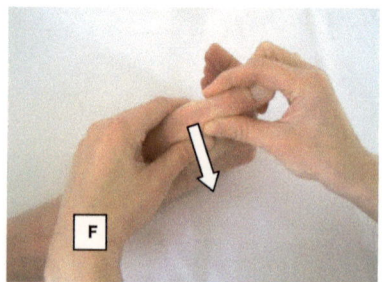

Abb. 33: Strecken des Daumens

Das **Daumengrund- und endgelenk** ist ein Scharniergelenk.
Bewegungen: Flexion und Extension

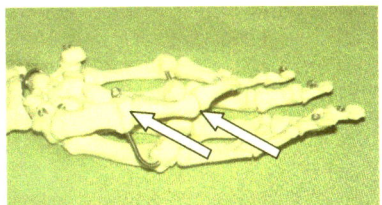

Abb. 34: Daumengrund-/endgelenk

Arbeitslagerung für Flexion / Extension:
Unterarm und Hand liegen auf der Matratze / dem Tisch. Der Handrücken liegt auf
der Unterlage.

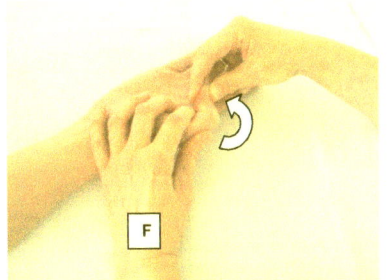
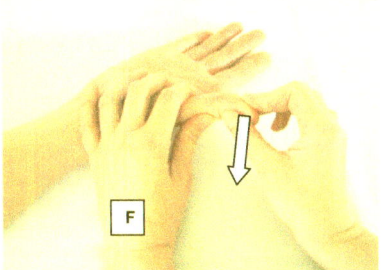

Abb. 35: Beugung des Daumengrund-/end-
gelenkes

Abb. 36: Streckung des Daumengrund-
/endgelenkes

4.1.1. Die spastische Faust

Die durch eine Spastik geballte Faust stellt immer ein großes Problem dar: Die Hand
lässt sich kaum noch oder gar nicht mehr öffnen, so dass Pflegemaßnahmen sehr
erschwert sind und schwerwiegende Konsequenzen drohen:

- Durch die fehlende Belüftung der Innenhand entsteht ein dauerhaft feuchtes
  Milieu, in dem sich Hautschäden durch Mykosen entwickeln können
- durch das Einwachsen der Nägel entstehen mechanische Verletzungen, Wunden, die sich der Pflege entziehen
- Nekrosen können sich entwickeln

Soweit darf und muss es nicht kommen: **Hier ist die Kontrakturprophylaxe „von
der ersten Stunde an" außerordentlich wichtig:**

☺ *Wichtiger Hinweis:*
Die Hand muss stets tonussenkend gelagert werden: leichte Dorsalextension
und ein zusammengerollter Waschlappen in der Hand (s. S. 31).
Vor allem aber müssen von Anfang an Hand- und Finger(innen)flächen desen-
sibilisierend gepflegt werden.

Desensibilisierung / Der Greifreflex

Es handelt sich um einen der wenigen angeborenen Reflexe, die im Laufe der ersten Lebensmonate physiologischerweise „verschwinden":
Säuglinge können durch den Greifreflex, mit dem sie die Finger eines Erwachsenen sofort fest umschließen, an ihren Armen hängend hochgehoben werden. Bliebe dieser Reflex aktiviert, könnte der Mensch einen ergriffenen Gegenstand niemals bewusst wieder loslassen. Daher wird im Laufe der ersten Lebensmonate im Zuge des motorischen Lernens die Haut der Hand- und Fingerinnenflächen zunehmend „unempfindlicher" bzw. sie reagiert spezifischer auf Berührungsreize, so dass ein bewusstes Greifen und Loslassen möglich wird.

Nach einem Apoplex kann diese zuvor erworbene Fähigkeit wieder verloren gehen und entwicklungsgeschichtlich ältere Hirnareale übernehmen wieder die „primitive" Steuerung: Der **Greifreflex tritt wieder in Erscheinung.**

Bis vor ca. 15 oder 20 Jahren galt die Auffassung, dass man eine spastische Hand nicht an der Innenseite berühren oder gar einen Gegenstand in sie hineinlegen dürfe, um die Spastik nicht zu erhöhen. Doch seit vielen Jahren ist bekannt, dass das Gegenteil wichtig und richtig ist:

> ☺☺☺ *Praxis-Tipp:*
> *Viele Berührungen, sog. Spürinformationen, sind zur Desensibilisierung notwendig: Berühren, ausstreichen; mit einem weichen Tuch, einem rauen Lappen, mit einer weichen Bürste massieren; mit kühlem und warmem Wasser die Haut berühren oder den Arm und die Hand in warmes Wasser legen.*

> ☺ *Praxis-Tipp:*
> *Manchmal hilft es auch, wenn Sie den gebeugten und in die Finger gezogenen Daumen vorsichtig „befreien" und in Streckung bringen; dadurch löst sich mitunter die Faustspannung und die Finger können leichter etwas gestreckt werden. Bei Bedarf wenden Sie sich bitte an einen Physio- / Ergotherapeuten. Im Extremfall muss ca. eine halbe bis eine Stunde vor der Pflegemaßnahme ein vom Arzt verordnetes Muskelrelaxans verabreicht werden.*

Es ist nicht nur zulässig, sondern **not(!)-wendig**, durch einen zusammengerollten **Waschlappen** oder ähnliches die Faust in einer wenigstens annähernden Funktionsstellung geöffnet zu halten.

> ☺☺ *Praxis-Tipp:*
> *Diese Überempfindlichkeit kann auch an der Fußsohle auftreten! Daher müssen unter Umständen auch die Füße desensibilisiert werden, um die Stehfähigkeit wieder zu gewährleisten.*

Bei manchen Pflegekunden ist auch eine **Lagerungsschiene** sinnvoll, durch die die Hand und Finger in der Neutralstellung gehalten werden. Besprechen Sie in diesem Fall bitte **mit dem Pflegekunden, seinen Angehörigen, dem Arzt, Physiotherapeuten und Orthopädiemechaniker gemeinsam** den Sinn der geplanten Maßnahme und die in Frage kommenden Möglichkeiten. Nichts ist ärgerlicher als ein wichtiges Hilfsmittel, das nicht passt oder vom Betroffenen nicht akzeptiert wird.

4.2. Handgelenk

Das Handgelenk ist ein Eigelenk.

Bewegungen: **Palmarflexion** (85°) **und Dorsalextension** (85°)
                     ulnare Abduktion (zur Ellenseite, 85°)
                     radiale Adduktion (zur Speichenseite, 45°)

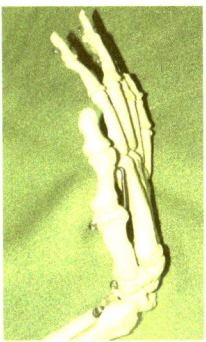

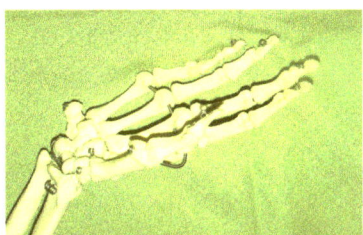

Abb. 37: Palmarflexion
Handgelenk

Abb. 38: Dorsalextension Handgelenk

Arbeitslagerung für Palmarflexion / Dorsalextension:
Unterarm und Hand liegen auf der Matratze / dem Tisch. Die Hand liegt auf der Kleinfingerseite.

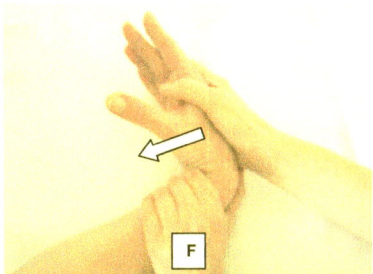

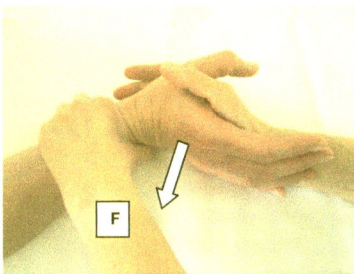

Abb. 39: Beugung des Handgelenkes.

Abb. 40: Streckung des Handgelenkes

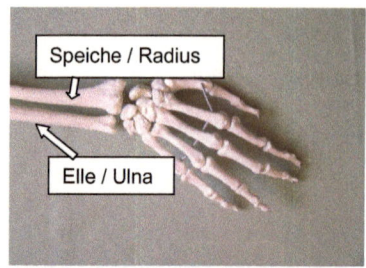

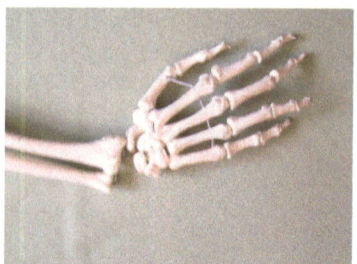

Abb. 41:Ulnarabduktion Handgelenk

Abb. 42: Radialabduktion Handgelenk

Arbeitslagerung für Ulnarabduktion / Radialabduktion:
Unterarm und Hand liegen auf der Matratze / dem Tisch. Die Hand liegt flach auf der Unterlage.

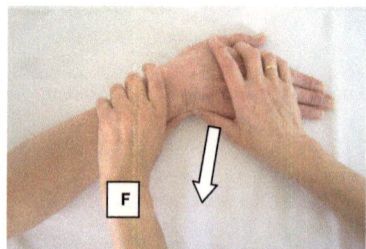

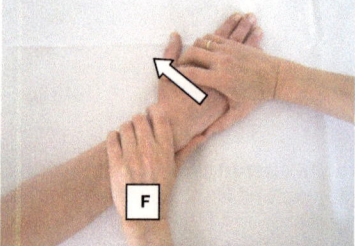

Abb. 43: Abspreizen zur Ellenseite

Abb. 44: Abspreizen zur Speichenseite

4.3. Ellenbogengelenk

Das Ellenbogengelenk ist ein Scharniergelenk.
Bewegungen: **Flexion** (145°)
Extension (0° = Normalstellung).

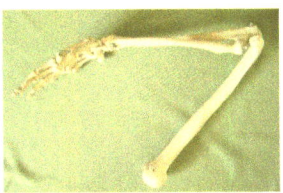

Abb. 45: Flexion Ellenbogen

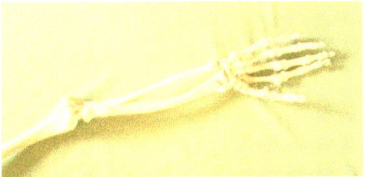

Abb. 46: Extension Ellenbogen

Arbeitslagerung für Flexion / Extension:

Sitz: Unterarm und Hand liegen auf der Matratze / dem Tisch. Der Handrücken liegt flach auf der Unterlage. In Rückenlage liegt der ganze Arm auf der Unterlage.

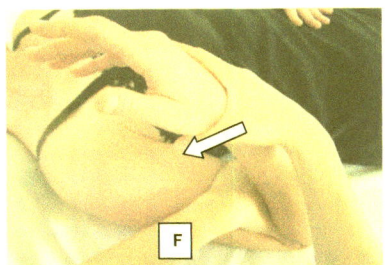

Abb. 47: Beugung des Ellenbogen

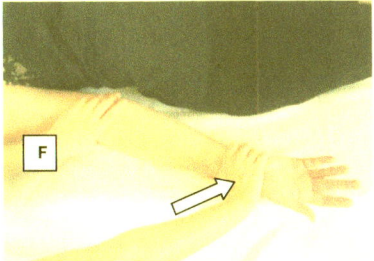

Abb. 48: Streckung des Ellenbogen

4.3.1. Umwendebewegung des Unterarmes

Das **Ellen-Speichengelenk** ist ein Zapfengelenk.
Bewegung: **Supination** / Auswärtsdrehen des Unterarmes (90°)
Pronation / Einwärtsdrehen (85°).

> **Merksatz: _Supination_ = einen _Suppenteller_ halten; _Pronation_ = _Brotschneiden_**

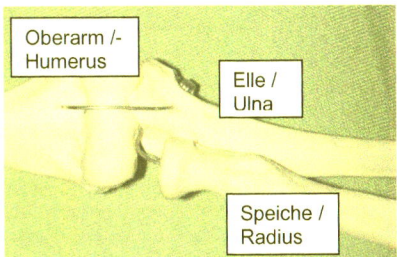

Oberarm /-Humerus

Elle / Ulna

Speiche / Radius

Abb. 49: Das Zapfengelenk

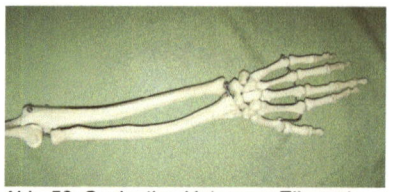

Abb. 50: Supination Unterarm: Elle und Speiche liegen parallel

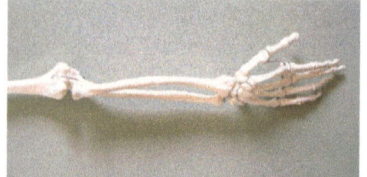

Abb. 51: Pronation Unterarm: Die Speiche hat sich um die Elle gedreht

Arbeitslagerung für Supination / Pronation:

Unterarm und Hand liegen auf der Matratze / dem Tisch. Der Handrücken liegt flach auf der Unterlage.

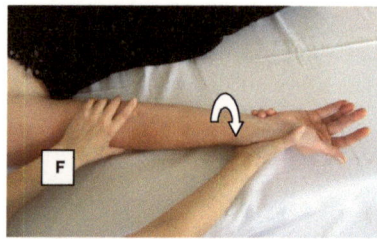

Abb. 52: Supination des Unterarmes

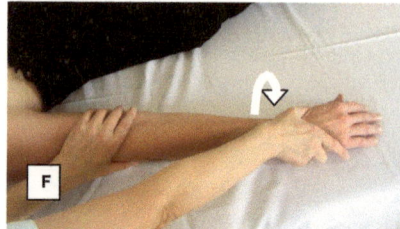

Abb. 53: Pronation des Unterarmes

☺ *Praxis-Tipp: Ökonomisch arbeiten durch Kombinationen!*

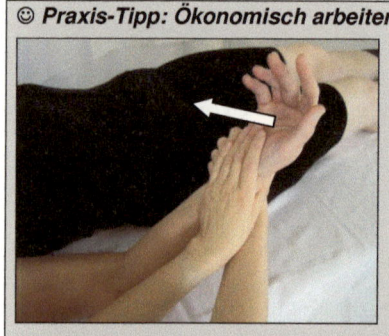

Abb. 54: Kombination: Supination und Ellenbogenbeugung

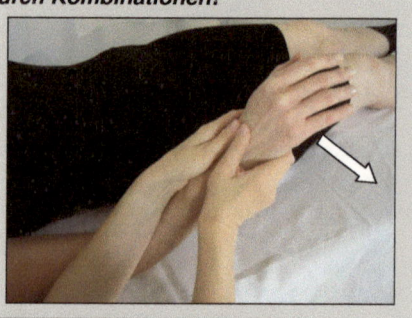

Abb. 55: Kombination: Pronation und Ellenbogenstreckung

4.4. Schultergelenk

Das Schultergelenk ist ein Kugelgelenk.
Bewegungen: **Flexion** (180°) **und Extension** (50°)
                    Abduktion (180°) **und Adduktion** (30°),
                    Innenrotation (30°) **und Außenrotation** (80°) jeweils mit gebeugtem
                    Ellbogen
                    Alle Bewegungen lassen sich zu einer **Cirkumduktion** verbinden.

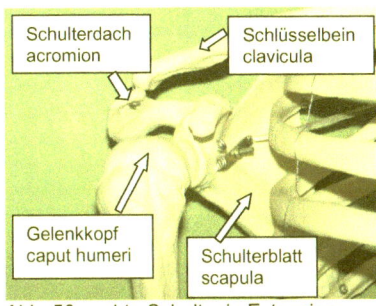

Schulterdach
acromion

Schlüsselbein
clavicula

Gelenkkopf
caput humeri

Schulterblatt
scapula

Abb. 56: rechte Schulter in Extension

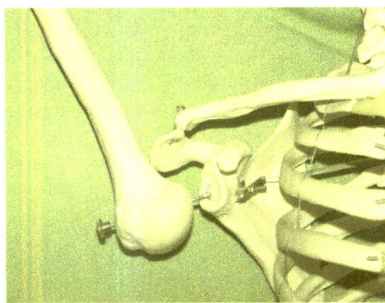

Abb. 57: rechte Schulter in Flexion (das
nach-oben-„strecken" des Armes
ist in der Fachsprache eine Beugung!)

Arbeitslagerung für Extension / Flexion:
In Rückenlage: Der Arm liegt neben oder auf der Matratze.

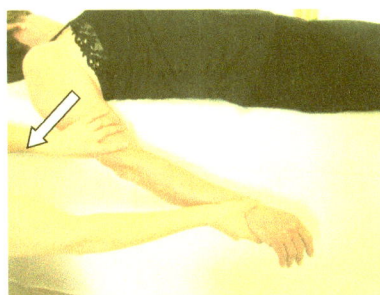

Abb. 58: rechte Schulter wird gestreckt
(d. h. nach hinten geführt)

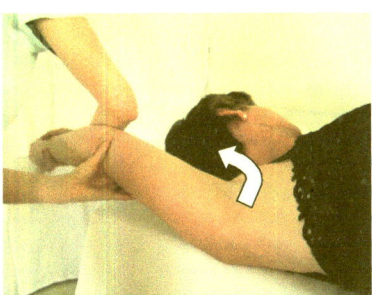

Abb. 59: rechte Schulter wird gebeugt
(d. h. nach oben geführt)

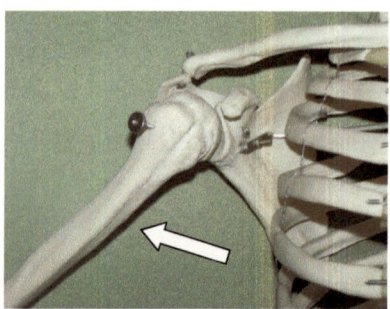

Abb. 60: rechte Schulter in Abduktion

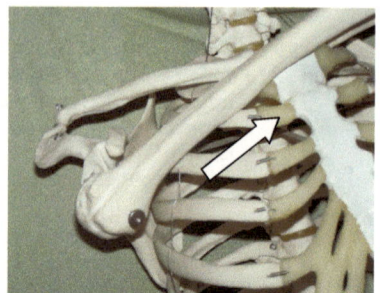

Abb. 61: rechte Schulter in Adduktion;
(Bild entspricht der Ausgangslage in
Abb. 63)

Arbeitslagerung für Abduktion / Adduktion und Innen- / Außenrotation:
In Rückenlage: Der Oberarm liegt auf der Matratze, der Ellenbogen ist ca. 90° gebeugt.

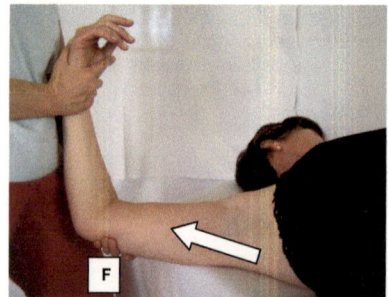

Abb. 62: rechter Arm wird abgespreizt

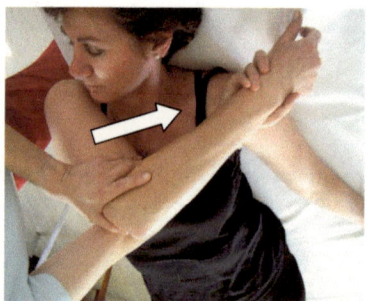

Abb. 63: rechter Arm wird herangezogen

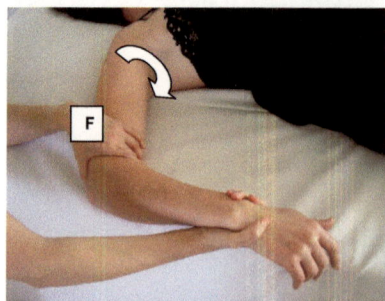

Abb. 64: rechter Arm wird innenrotiert

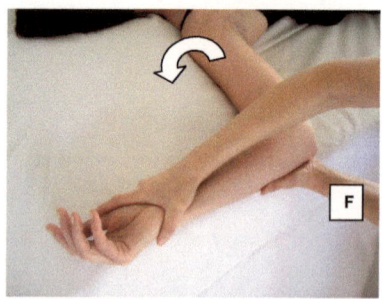

Abb. 65: rechter Arm wird außenrotiert

4.4.1. Schmerzhafte Schulter bei Apoplex-Bewohnern

☺☺☺ *Hinweis:*
In diesem <u>außerordentlich</u> <u>wichtigen</u> <u>Kapitel</u> wird erklärt, durch welchen Fehler es bei apoplektischen Schultergelenken immer wieder zur Entwicklung der schmerzhaften Schulter kommen kann!

☺ **Biomechanik der *gesunden* Schulter:**

Bei jeder Armbewegung bewegt sich durch Muskeln der untere **Schulterblattwinkel auf dem Brustkorb automatisch nach außen (glenohumerales Spiel)**. Dadurch bleibt zwischen Schultergelenkkopf und dem darüber liegenden sog. Schulterdach eine **Lücke frei**, durch die die **Sehne des M. suprasinatus** ungestört hin- und her gleiten kann (Abb. 66 und 67).

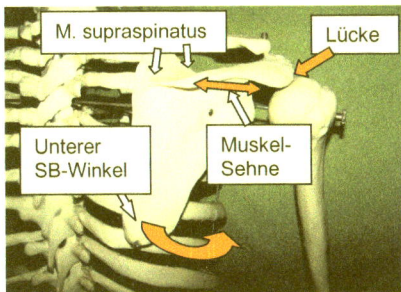

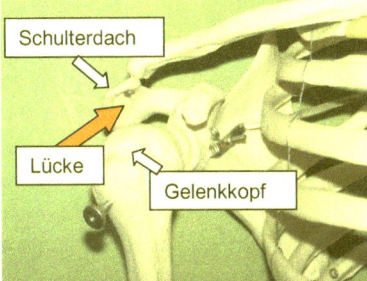

Abb. 66: Schulterblatt von hinten

Abb. 67: Schulter von vorne: tunnelartige Lücke für die Sehne

☹ **Biomechanik der *gelähmten und der spastischen* Schulter:**

Nach einem Apoplex bewegt sich entweder durch die Lähmung oder durch die Spastik der Schulterblattwinkel **nicht mehr automatisch nach außen**. Daher öffnet sich die Supraspinatus-Lücke **ab einer Flexion bzw. Abduktion von etwa 90°** nicht mehr und die **Sehne** wird bei einer trotzdem weitergeführten Bewegung über 90° jedes Mal zwischen Gelenkkopf und Schulterdach **gequetscht**.
Diese Bewegungen werden häufig bei Pflegemaßnahmen durchgeführt. Durch die Quetschung der Sehne kommt es nach einigen Wochen zur schmerzhaften Schulter. Deren Behandlung ist sehr langwierig und kann sich durch Unkenntnis und Missachtung der Biomechanik zusätzlich verzögern.

☺☺☺ *Praxis-Tipp*
1. *Das Schultergelenk sollte maximal bis 90°flekti ert und / oder abduziert werden; dies ist allerdings im Pflegealltag oft nicht ausreichend für Waschen und An- / Entkleiden ⇨*

   HILFSMÖGLICHKEIT:

2. *Die Pflegekraft zieht („löst")den Schulterblattwinkel mit einer Hand von der Wirbelsäule zur Außenseite des Brustkorbes. Dies ist nicht schmerzhaft für den Pflegekunden! (s. S. 39 und Abb. 68 u. 69)*
Bei Bedarf bitte an einen Physiotherapeuten wenden!

„Lösen" des Schulterblattes bei einer Spastik:

Man greift mit den Fingerspitzen der unteren Hand an die Schulterblattkante, die zur Wirbelsäule zeigt und „hakt" sich dort ein. Dann wird das Schulterblatt sanft und mit etwas Kraft nach außen gezogen (s. Abb. 68 – 69).

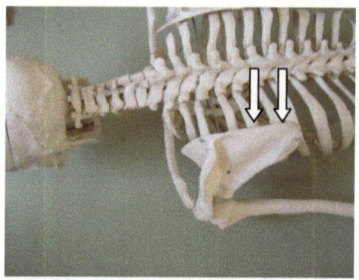

Abb. 68: Schulterblattkante (hier aus didaktischen Gründen in Bauchlage gezeigt)

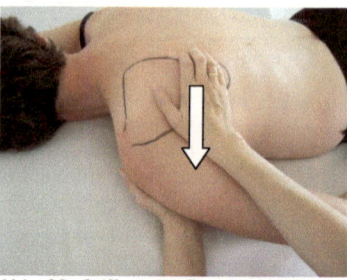

Abb. 69: Griff an die Schulterblattkante

Arbeitslagerung zum „Lösen" des Schulterblattes bzw. zur Tonussenkung:
In Rückenlage: Der gesamte Arm liegt auf der Matratze oder besser auf einem Federkissen („Schiffchen").

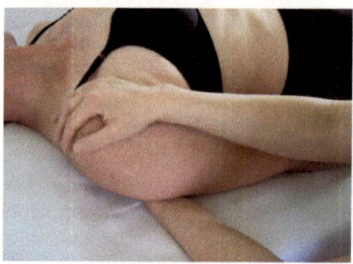

Bei der **spastischen Schulter** kann das Schulterblatt sehr fest sitzen; dann ist es sinnvoll,
1. eine Hand unter das Schulterblatt zu legen und mit der anderen das Schultergelenk zu umfassen.

Abb. 70: Griff von Abb. 69 in Rückenlage

2. Nun führen beide Hände ruhig und gefühlvoll eine kreisförmige Bewegung des gesamten Schultergelenkes durch: Hoch in Richtung Ohr, dann nach hinten in Richtung Matratze, dann in Richtung der Füße und wieder nach vorn (s. Abb. 71).

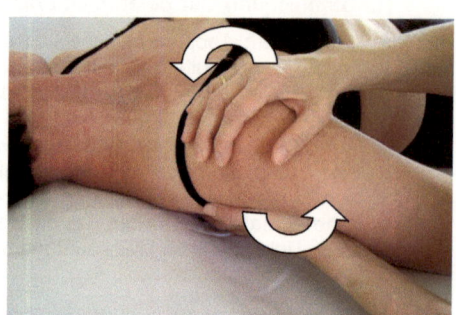

Abb. 71: „Lockern" einer spastischen Schulter

Häufig löst sich die Muskelspannung nach 15-20 Wiederholungen. Nun kann das Schulterblatt nach außen gezogen und der Arm über 90° bewegt werden.

4.5. Zehen

Die **Zehengrundgelenke** sind Eigelenke.
Bewegungen: **Flexion** (aktiv 30°- 40°, passiv +90°) und
Extension (aktiv 50°- 60°, passiv 45°)
Abduktion und Adduktion (beides nur in geringem Ausmaß).

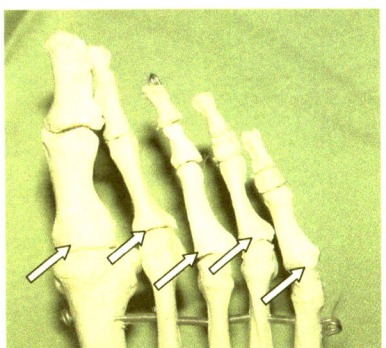

Abb. 72: Zehengrundgelenke

Arbeitslagerung für Flexion und Extension, Abduktion und Adduktion:
In Rückenlage: Der Fuß liegt auf der Matratze / auf einem Kissen, die Ferse liegt frei.

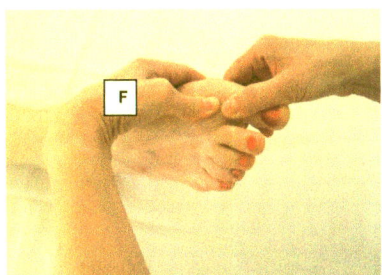

Abb. 73a: Zehengrundgelenke einzeln
gebeugt

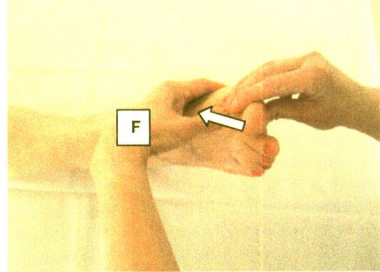

Abb. 74b: Zehengrundgelenke einzeln
gestreckt

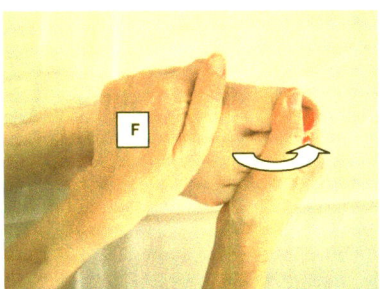

Abb. 73a: Zehengrundgelenke gemeinsam
gebeugt

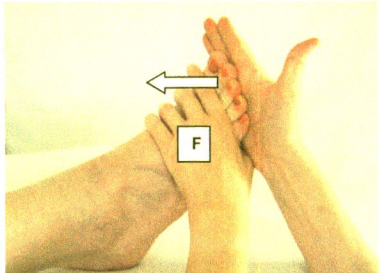

Abb. 74b: Zehengrundgelenke gemeinsam gestreckt

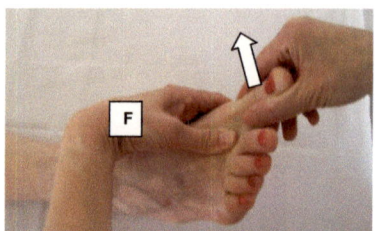

Abb. 75: Zehengrundgelenke abgespreizt

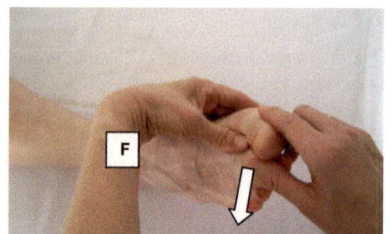

Abb. 76: Zehengrundgelenke herangezogen

Die **Zehenmittel-und Zehenendgelenke** sind Scharniergelenke.
Bewegungen: **Flexion und Extension**

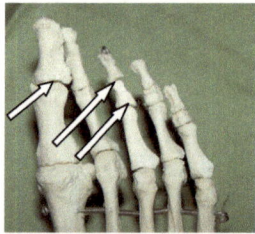

Abb. 77: Zehenmittel- und –endgelenke; die 1. Zehe hat nur ein Endgelenk, kein Mittelgelenk

Arbeitslagerung für Flexion und Extension:
In Rückenlage: Der Fuß liegt auf der Matratze / auf einem Kissen

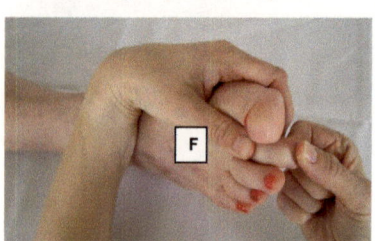

Abb. 78a: Zehenmittel-/endgelenke einzeln
gebeugt

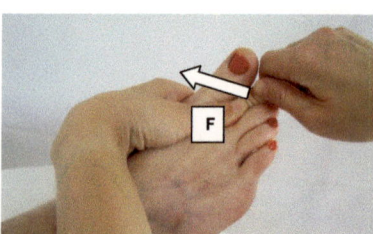

Abb. 78b: Zehenmittel-/endgelenke
einzeln gestreckt

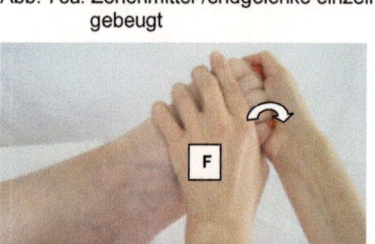

Abb. 79a: Zehenmittel-/endgelenke
gemeinsam gebeugt

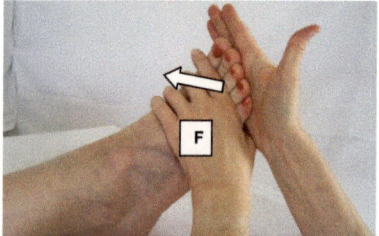

Abb. 79b: Zehenmittel-/endgelenke
gemeinsam gestreckt

4.6. Sprunggelenk

Das **obere Sprunggelenk** ist ein Scharniergelenk.
Bewegungen: **Dorsalextension** (20°- 30°)
                Plantarflexion (30°- 50°)

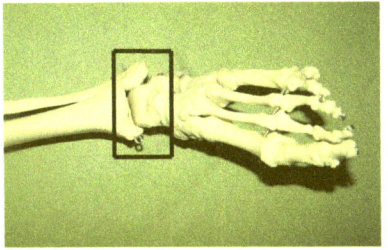

Abb. 80: oberes Sprunggelenk

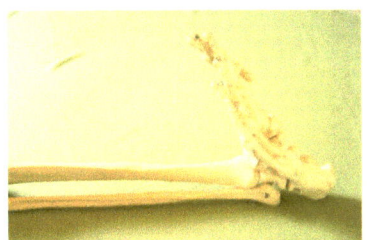

Abb. 81: oberes Sprunggelenk in Dorsalextension

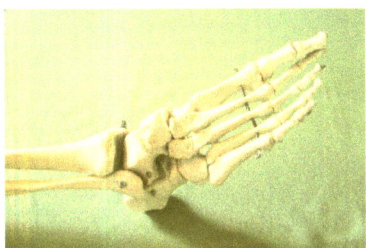

Abb. 82: oberes Sprunggelenk in
Plantarflexion

Arbeitslagerung für Dorsalextension, Plantarflexion und Supination, Pronation:
In Rückenlage: Der Fuß liegt auf der Matratze / auf einem Kissen

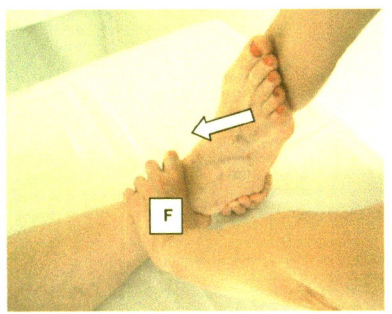

Abb. 83: oberes Sprunggelenk wird gebeugt

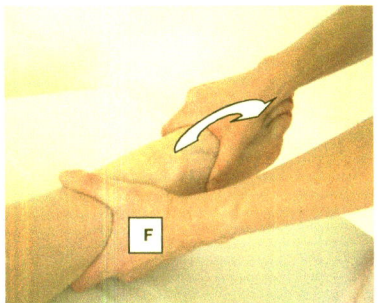

Abb. 84: oberes Sprunggelenk wird
gestreckt

Das **untere Sprunggelenk** ist ein kombiniertes Zapfen-Kugelgelenk.
Bewegungen: **Supination** (50°)
               Pronation (25° - 30°)

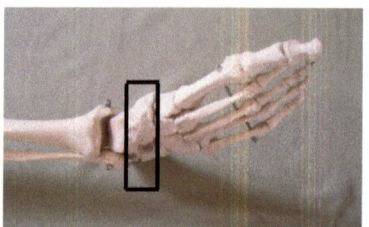

Abb. 85: unt. Sprunggelenk in Supination

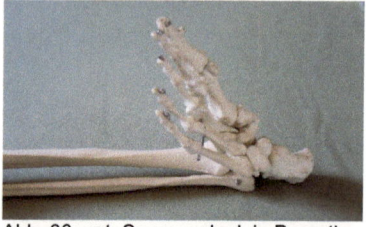

Abb. 86: unt. Sprunggelenk in Pronation

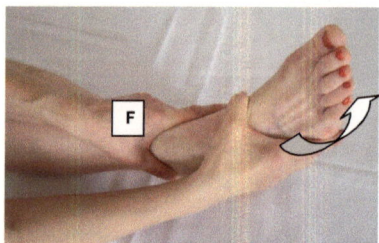

Abb. 87: unt. Sprunggelenk wird supiniert

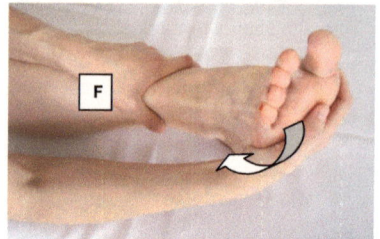

Abb. 88: unt. Sprunggelenk wird proniert

4.6.1. Der Spitzfuß

Der Spitzfuß ist eine Kontraktur in Plantarflexion. Er entwickelt sich in Rückenlage durch das Eigengewicht des Fußes und das Gewicht des auf dem Fuß liegenden Deckbettes. Mit einem Spitzfuß (ein- oder beidseits) ist das Sitzen mit aufgestellten Füßen nur noch schwer möglich. Der Stand ist fast unmöglich.
Zur Vermeidung muss das Sprunggelenk in der sog. Neutralstellung von 90° gelagert werden - wodurch allerdings auch eine Kontraktur in 90° entstehen kann! Also ist trotz der Lagerung Kontrakturprophylaxe zu betreiben:

- Einen **festen Schaumstoffquader** zwischen Fußende und Fußsohlen deponieren; beide Fußsohlen müssen **vollständig im 90°-Winkel** auf dem Kissen stehen. Die Fersen sollten frei liegen, indem die Achillessehnen unterlagert werden.

> ☺ *Praxis-Tipps:*
> *Eine Schaumstoffrolle oder zusammengerollte Decke sind nicht zur Lagerung geeignet, da durch die Rundung Druckspitzen auf die Fußsohlen entstehen.*
> *Weiche Kissen sind nicht zur Kontrakturprophylaxe geeignet, da die 90° Position durch die Nachgiebigkeit des Materials nicht gehalten werden kann.*

- Das **Deckbett** wird über das Fußende des Bettes gelegt statt unmittelbar auf die Füße; ein **Bettbogen** hat denselben Effekt.
 Achtung: Diese Deckbettposition wärmt die Füße nicht so wie ein aufliegendes Deckbett – daher vor allem im Winter **Socken** anziehen.
- Eine simple Spitzfußprophylaxe ist das Sitzen auf einem Stuhl oder Sessel mit den Füßen im 90° auf dem Boden.

4.6.2. Der neurologische Spitzfuß

Er entsteht einerseits aus den gleichen Gründen wie der oben beschriebene Spitzfuß, andererseits kann er sich bei Pflegekunden mit einem Apoplex, MS und Demenz auch durch die sog. Streckspastik des gesamten Beines entwickeln. Korrekterweise handelt es sich bei diesem Spitzfuß (zu Beginn) nicht um eine Kontrakturstellung, da er **reversibel** ist:

> ☺☺☺ *Praxis-Tipp:*
> *Durch die Extension der Großzehe (s. Abb. 74b) und / oder die Bewegung im*
> *Sprunggelenk in die Dorsalextension (s. Abb. 83) kann das Streckmuster*
> *„durchbrochen" werden: Der Fuß lässt sich in die Neutralstellung bringen*
> *und entsprechend lagern (s. auch 4.1.1. unter Desensibilisierung).*

- In diesem Fall sollte auch das **Knie** etwas in **Beugung** unterlagert werden, denn durch eine Kniestreckung würde die Streckspastik des gesamten Beines wieder aktiviert.

- Vor allem bei neurologischen Patienten sollten **leichte Basketballschuhe** oder vergleichbare Schuhe angezogen werden, da sie das Sprunggelenk in der Neutralstellung halten und gleichzeitig eine dreidimensionale Spür- /Wahrnehmungsinformation vermitteln. Sinnvoll ist es, den **Stoff oberhalb der Zehen abzuschneiden**: Es kommt Luft an die Füße, die Zehen können auf ihre richtige Lage überprüft werden und sind für Berührungen / Wahrnehmungsimpulse zugänglich.

> ☺ *Hinweis:*
> *Es muss unter allen Umständen versucht werden, den neurologisch beding*
> *ten Kontrakturspitzfuß zu verhindern, da er bei einer Mobilisation in den Roll*
> *stuhl dazu führt, dass der Fuß nicht mehr in Neutralstellung auf der Fuß*
> *stütze stehen kann und die Stehfähigkeit extrem eingeschränkt wird.*

Erfahrungsgemäß hängt der betroffene Fuß dann meist vor der Stütze herunter und die Streckspastik intensiviert sich für das gesamte Bein. In der Folge rutschen die Pflegekunden dann mit dem **Gesäß nach vorn** und drücken den Rücken extrem nach hinten durch (sog. **„Extensorenstoß"**).

Außerdem ist die Mobilisierung in den Stand und das Gehen enorm erschwert, wenn der Fuß nur noch mit dem Ballen aufgesetzt werden kann.

4.7. Kniegelenk

Das Kniegelenk ist ein Drehwinkelgelenk (für das Durchbewegen vereinfacht: Scharniergelenk).
Bewegungen: **Flexion** (aktiv 120°, passiv 160°) und
Extension (0° = Normstellung).

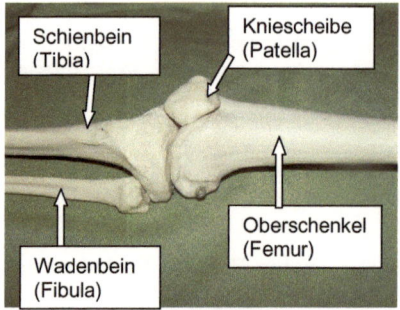
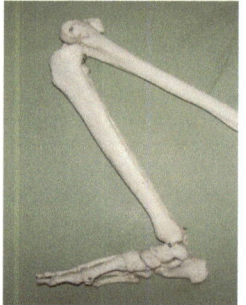

Abb. 89: Kniegelenk in Extension   Abb. 90: Kniegelenk in Flexion

Arbeitslagerung für Flexion und Extension:
In Rückenlage: Das Bein liegt so flach wie möglich auf der Matratze.

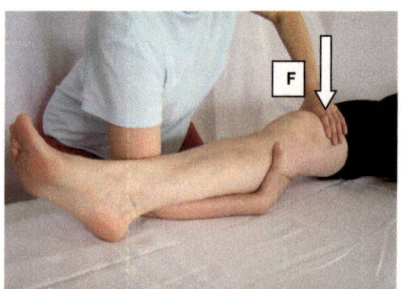
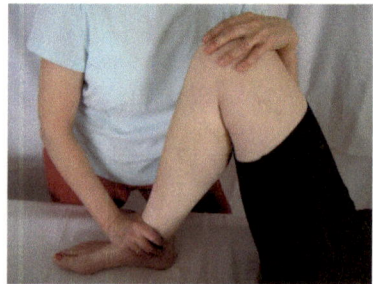

Abb. 91: Kniegelenk wird gestreckt   Abb. 92: Kniegelenk wird gebeugt

4.8.   Hüftgelenk

Das Hüftgelenk ist ein Kugelgelenk.

Bewegungen: **Flexion** (aktiv 120°, passiv 140° bei gebeugtem Knie) und

Extension (Normalstellung = 0°, aktiv 20°, passiv 30° bei ges trecktem Knie)

Abduktion (45°) **und Adduktion** (30°)

Innen- (60°) **und Außenrotation** (30°-40°)

Alle Bewegungen lassen sich zur **Circumdukion** verbinden.

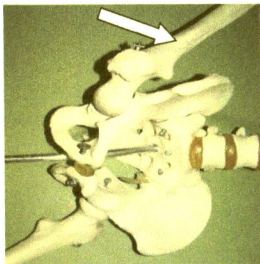 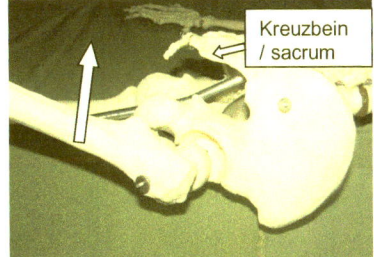

Abb. 93 rechtes Hüftgelenk in Flexion   Abb. 94: linkes Hüftgelenk in Extension
                                                         (aus der Bauchlage)

Arbeitslagerung für sämtliche Bewegungen:
In Rückenlage: Das Bein liegt so flach wie möglich auf der Matratze.

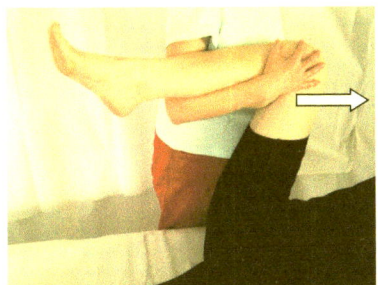 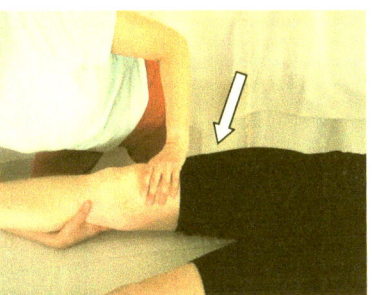

Abb. 95: Hüftgelenk wird gebeugt; das Bein   Abb. 96: Hüftgelenk wird in Rückenlage
         wird umgreifend gehalten   gestreckt;
                                                          auch möglich:
                                                          Bein an der Bettkante vorbei
                                                          nach unten bewegen

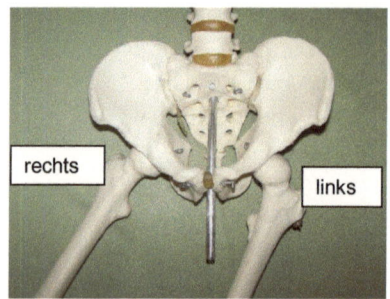

rechts

links

Abb. 97: rechtes Hüftgelenk in Abduktion,
linkes Hüftgelenk in Adduktion

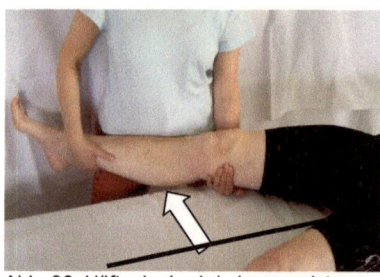

Abb. 98: Hüftgelenk wird abgespreizt

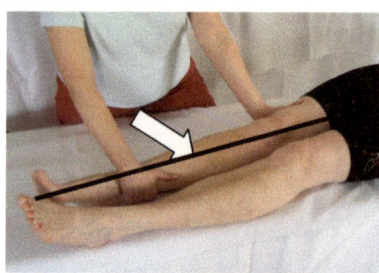

Abb. 99: Hüftgelenk wird angezogen; dazu muss das andere Bein abduziert liegen (ggf. noch weiter als
auf der Abbildung)

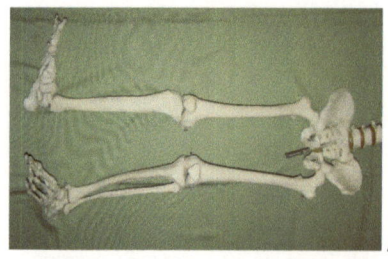

Abb. 100: rechtes Hüftgelenk in Außenrotation
linkes Hüftgelenk in Innenrotation

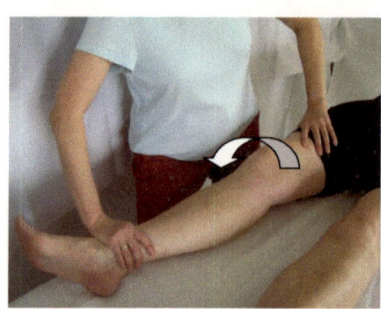

Abb. 101: Hüftgelenk wird außenrotiert

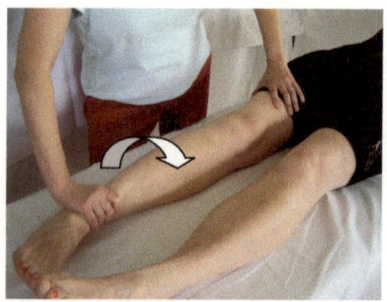

Abb. 102: Hüftgelenk wird innenrotiert

47

4.9. Wirbelsäule

Die Wirbelsäule ist zusammengesetzt aus 24 **Wirbelkörpern** und den dazwischen liegenden **Bandscheiben** (disci intervetebrales). Die einzelnen Wirbelkörper entsprechen in ihrer Funktion in etwa Kugelgelenken. Die Bewegungen in der Wirbelsäule sind das **Gesamtergebnis zahlreicher kleiner Einzelbewegungen.**

Bewegungen: Gesamt-**Flexion** (110°)

Gesamt-**Extension** (140°)

Gesamt-**Lateralflexion** nach rechts und links (in Verbindung mit Rotation: 80°)

Plus- und Minus-**Rotation** / Drehung nach rechts und links (jeweils mehr als 90° möglich)

In ihren verschiedenen Abschnitten ist die Wirbelsäule unterschiedlich beweglich.

4.9.1. Halswirbelsäule (HWS) (7 Wirbelkörper):

Bewegungen: **Flexion und Extension**

Lateralflexion nach rechts und links

Rotation nach rechts und links

> ☺ *Hinweis:*
> *Bewegungen in der Halswirbelsäule sollten immer – egal, ob aktiv oder passiv – sehr behutsam ausgeführt werden, da es hierbei zu Schwindel kommen kann. Im Zweifelsfall die Bewegungen nicht durchführen (lassen).*
> *Die Rückwärtsneigung /Streckung sollte nur aktiv durchgeführt werden.*
> *Kreisbewegungen sollten nicht durchgeführt werden.*

Arbeitslagerung für sämtliche Bewegungen:

In Rückenlage, da in dieser Lage bei den meisten Pflegekunden die Muskelspannung am geringsten ist und kaum Ausweichbewegungen möglich sind.

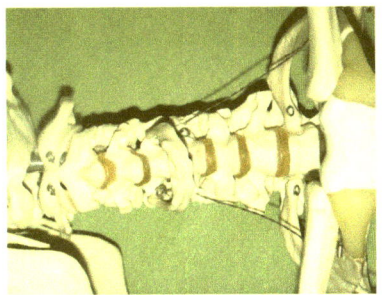

Abb. 103: HWS von vorne, Kopf nach rechts rotiert

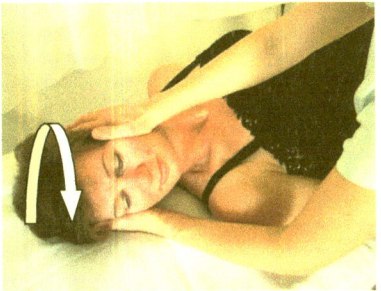

Abb. 104: HWS-Rotation nach rechts, Hände fixieren den Kopf

48

4.9.2. Brustwirbelsäule (BWS) (12 Wirbelkörper):

Bewegungen: **Flexion und Extension**
                Rotation nach rechts und links
                Nur minimale Lateralflexion möglich (wegen der Rippen)

> ☺ *Hinweis:*
> *Diese Bewegungen sind assistiv / passiv kaum auszuführen, da der Brustkorb zu groß und zu schwer ist.*

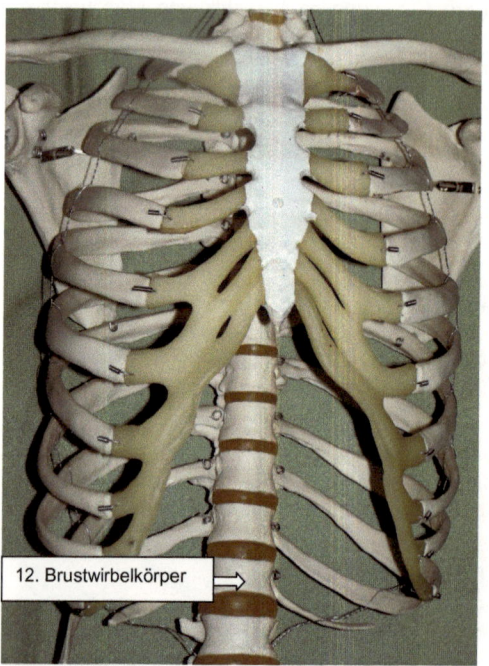

12. Brustwirbelkörper ⇒

Abb. 105: BWS von vorne, teilweise von Rippen verdeckt

4.9.3. Lendenwirbelsäule (5 Wirbelkörper):

Bewegungen: **Flexion und Extension**
                   Lateralflexion nach rechts und links
                   Rotation nach rechts und links

> ☺☺ *Praxis-Tipp:*
> *Die Lendenwirbelsäule lässt sich gut indirekt über die Beine mobilisieren.*
> *Die Auswahl der Möglichkeit richtet sich ausschließlich nach der Beweglichkeit und Verfassung des Pflegekunden!*

Möglichkeit 1:
Die Beine des Pflegekunden sind angestellt, seine Füße werden von der Pflegekraft mit einer Hand oder einem Knie fixiert.
Dann werden beide Knie des Pflegekunden gleichzeitig erst nach rechts und dann nach links bewegt.

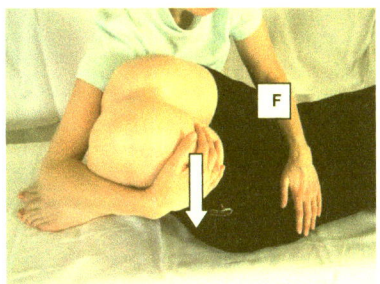 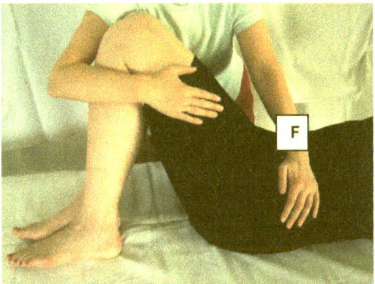

Abb. 106: LWS-Rotation nach links mit aufgestellten Füßen   Abb. 107: LWS-Rotation nach rechts mit aufgestellten Füßen

Möglichkeit 2:
Die Beine des Pflegekunden sind gebeugt und die Knie werden zu seinem Bauch geführt.
Nun können die so positionierten Beine in kleinen Kreisen bewegt werden, zunächst in die eine Richtung, dann in die andere Richtung.

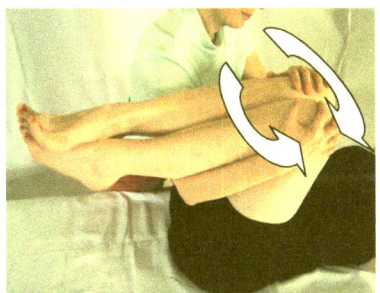

Abb. 108: LWS-Rotation über Kreisbewegung,
sowohl rechts als auch links herum

5. DOKUMENTATION

5.1. Befunderhebung und Dokumentation

Schlattner weist darauf hin, dass

> *„es [...] sehr wichtig [ist,] schon bei der Anamnese festzuhalten, ob Kontrakturen vorliegen oder nicht. Sonst könnte es passieren, dass das Heim für schmerzhafte Kontrakturen in Folge von Pflegefehlern verantwortlich gemacht wird. Es empfiehlt sich regelmäßig zu überprüfen, ob sich etwas an den Bewegungen der Bewohner verändert hat."* (12)

Allerdings gibt es laut Amann *„[...] kein valides Instrument um eine Kontrakturrisikoeinschätzung durchzuführen."* (13) Dem möchte ich entgegenhalten, dass es sehr wohl Parameter gibt, an Hand derer ein solches Risiko zu erkennen ist (s. 5.1.1.) Amann verwendet in ihrer Arbeit den Begriff **Risikodiagnose**, wenn das potentielle Risiko einer Kontraktur erkannt wird und den Begriff der **Pflegediagnose**, wenn eine vorhandene Kontraktur diagnostiziert und entsprechende Maßnahmen geplant werden (14).

Außerdem verweist sie auf das Buch von Berger et al. (15), in dem „Kontraktur" als Risikofaktor der **Risikodiagnose „Gefahr einer Körperschädigung"** oder als Risikofaktor in der **Pflegediagnose „Beeinträchtigte körperliche Mobilität** geplant werden soll. Bei einer Kontraktur können zur genaueren Differenzierung auch die

„Pflegediagnosen „Beeinträchtigte Bewegungsfähigkeit im Bett", „Beeinträchtige Gehfähigkeit", „Beeinträchtige Transferfähigkeit" und „Fortbewegung mit dem Rollstuhl, beeinträchtigte" im Zusammenhang mit einer Kontraktur geplant werden." (16)

Erst die Wahl der richtigen Pflegediagnostik führt zum Einsatz der richtigen Pflegemaßnahmen. Amann weist ausdrücklich darauf hin, dass die Pflegeplanung, Dokumentation und Durchführung der geplanten Maßnahmen **gesetzlich verankert** sind und eine Unterlassung somit Zuwiderhandlung gegen das Gesetz darstellt. Sie fordert weiter, dass die Planung auf dem neuesten Stand der Forschung und **frei von immer noch üblichen Pflegeritualen** sein soll. (17)

☺ *Literaturtipp:*
Zum Thema Dokumentation in der Pflege empfehle ich allen PDL und interessierten Pflegekräften das Buch **„Dokumentationswahnsinn in der Pflege – es geht auch anders"** *von Jutta König (siehe Literaturhinweise).*
Sie prangert die Doppel- und Dreifach-Dokumentationen mit bis zu 20 verschiedenen Bögen an und schlägt legitime und praktikable Möglichkeiten zur drastischen Reduktion des Papieraufkommens vor, so dass sich Pflegekräfte wieder mehr ihrer eigentlichen Aufgabe widmen können.
Außerdem fordert sie zum kritischen Hinterfragen von üblichen Dokumentationsinhalten und –textbausteinen auf.

NIC und NOC der Pflegediagnose „Beeinträchtigte körperliche Mobilität" (18)

Ziel	Haupt-maßnahmen	Vorgeschlagene Maßnahmen	Optionale Maßnahme
1 Gehfähigkeit Definition: Fähigkeit sich frei von Ort zu Ort bewegen zu können ohne Hilfe zu benötigen	Krafttraining Gehtraining	Energiemanagement Förderung der Körper-mechanik Förderung von Bewe-gung und Bewegungs-therapie (stretching, Balancetraining, Ge-lenke durchbewegen)	Aktivitätstraining Sturzprävention Schmerzmanagement Gewichtsmanagement (Gewichtsreduktion)
2 Rollstuhlmobilität Definition: Fähigkeit, sich im Rollstuhl von Ort zu Ort zu bewegen	Krafttraining Lagerung: Rollstuhl	Siehe oben Umweltmanagement Selbstpflegeassistenz	Assistenz bei Transfers Siehe oben
3 Balance Definition: Fähigkeit, das Gleich-gewicht zu halten	Krafttraining Balancetraining	Siehe 1)	Siehe 1)
4 mechanische Fähigkeiten erhalten Definition: Persönliche Aktivitäten, um eine gute Körperhaltung zu gewährleisten und Muskel-zerrungen zu vermeiden	Körpermechanik trainieren Bewegungsübun-gen	Siehe 1)	Schmerzmanagement Selbstpflegeassistenz (Toilettentraining, Transfer)
5 Koordinierte Bewegung Definition: Fähigkeit der Muskeln, so zusammenzuspielen, dass gezielte Bewegung statt-finden kann	Krafttraining Muskelaufbau	Siehe 1)	Schmerzmanagement Energiemanagement
6 Gelenksbeweglichkeit (Gelenk zu spezifizieren) Definition: Aktiver ROM [s.3.4] des speziellen Gelenkes mit selbst initiierter Bewegung	Übungen für die Gelenksbeweg-lichkeit	Siehe 1)	Schmerzmanagement Förderung der Körpermechanik Gehtraining Balancetraining
7 Fähigkeit sich zielgerichtet und frei in der eigenen Umgebung mit oder ohne Hilfe bewegen zu können	Gehtraining Balancetraining Gelenke durch-bewegen Muskelaufbau	Siehe 1) Sturzprävention Schmerzmanagement Pflege bei Immobilisation	Pflege bei Gipsen: - Zirkulationskontrolle - Neurol. Überwachg. - Intraoperative Lagerung
8 Funktion d. Knochen Definition: Die Fähigkeit der Knochen den Körper zu unterstützen und Bewegung zu erleich-tern	Körpermechanik trainieren Gehtraining	Krafttraining Stretching Balancetraining Gelenke durchbewe-gen Muskelaufbau	Lagerung Unterstützung bei Transfers Gewichtsmanagement Pflege bei Immobilität
9 Ausführung des Transfers Definition: Fähigkeit zum unabhängi-gen Lagewechsel	Krafttraining Muskelaufbau Selbstpflegeassi-stenz: Transfer	Krafttraining Förderung der Körpermechanik Balancetraining Gelenke durchbewe-gen Sturzprävention Lagerung	Angstreduktion Stretching Schmerzmanagement

5.1.1. Ermittlung der Risikofaktoren

Es gibt eine ganze Anzahl von Faktoren, die das Risiko für eine Kontrakturentwicklung in sich tragen. Ich habe die wichtigsten Faktoren in einer **Checkliste** (s. 5.1.1.1) zusammengefasst. Eine weitere wichtige Rolle spielt die Gesamtverfassung des Pflegekunden im Hinblick auf eine aktive Mitarbeit bei der Prophylaxe.

Bei Thieme (19) findet man eine *"Einschätzung der Kontrakturengefährdung"* mit Punktevergabe; anhand der ermittelten Gesamtpunktezahl ergibt sich ein individuelles Risikoprofil. Bereits beim Vorliegen eines Risikofaktors bzw. bei Erreichen einer bestimmten Punktezahl sollten prophylaktische Maßnahmen ergriffen werden.

In der Praxis **können die Bewegungsausmaße und damit das Kontrakturrisiko in den einzelnen Gelenken bei einem Menschen sehr unterschiedlich** sein, wie das **Beispiel** eines Pflegekunden mit einem **Apoplex** zeigt:
Er kann mit einem Vier-Punkte-Stock gehen. Für seine untere Extremität besteht vermutlich nur wenig Kontrakturprophylaxe-Bedarf (eventuell für seinen Fuß, der durch eine Fußheberschwäche spitzfußgefährdet ist). Seine obere Extremität könnte stärker betroffen sein, so dass hier prophylaktisch intensiv auf Finger, Hand, Ellenbogen und Schulter eingegangen werden muss.

Analog zu den Anregungen von Jutta König (siehe Literaturtipp S. 51) sollten bei einer Eingangsuntersuchung eines neuen Pflegekunden unter dem Aspekt Kontraktur- und Sturzprophylaxe die Gelenkbeweglichkeit, Mobiltiät und Gangsicherheit untersucht werden. Sofern keine Besonderheiten / Kontrakturen vorliegen, muss dies vermerkt werden: Damit ist der Dokumentationspflicht für den MDK Genüge getan. Liegen bereits bei der Ankunft Einschränkungen vor, müssen diese selbstverständlich genau festgehalten und entsprechende Gegenmaßnahmen geplant und deren Durchführung dokumentiert werden.

Dies heißt konkret:
Nicht zeit- und papieraufwändige Doppel- und Mehrfach-Komplettdokumentation ist gefragt, sondern das **genaue Beobachten** der vertrauten Pflegekunden und dadurch das Erkennen von eintretenden **Veränderungen**. Auf diese muss dann **spezifisch und angemessen** reagiert werden mit Untersuchung, Dokumentation, Pflegeplanung und Durchführung der geplanten Maßnahmen.

5.1.1.1. Checkliste Kontrakturrisiko

Für: _____ geb.: _____

Wohnpflegegruppe: _____ Zimmer: _____

Erhoben am: _____ durch: _____

1. Mobilität:

☐ Fußgänger   ☐ Rollstuhlfahrer   ☐ Bettlägerigkeit   ☐ Z. n. OP:
☐ mit ☐ ohne Gehhilfe

_____

2. Diagnosen:

2.1. Gelenke

☐ Arthrose _____   ☐ Arthritis _____

☐ Fraktur _____   ☐ Gicht _____

☐ Rheuma _____   ☐ angeb. Kontraktur _____

2.2. Neurologische Erkrankung

☐ Apoplex   ☐ Multiple Sklerose   ☐ M. Parkinson

☐ Spastik   ☐ Lähmung   ☐ Koma

2.3. Muskeln und Bänder

☐ Muskelerkrankung _____

☐ Bandverletzung   ☐ Sehnenverletzung   ☐ Kapselverletzung

2.4. Psychische Erkrankung

☐ Depression   ☐ Demenz   ☐ Antriebsarmut   ☐ Katatonie

2.5. Ruhigstellung / Schonhaltung

☐ Gipsverband   ☐ Desaultverband   ☐ Schiene

☐ Schmerzen   ☐ OP-Wunden   ☐ Narben / Verbrennungen

☐ Gewohnheitshaltung: _____

_____

3. Bereitschaft / Fähigkeit zur Mitarbeit

☐ aktive Mitarbeit   ☐ teilweise Mitarbeit   ☐ keine Mitarbeit möglich

5.2. Ermittlung und Dokumentation der Kontraktur

Vor der Durchführung der Maßnahme „Kontrakturprophylaxe" muss bei vorliegender Risiko- oder Pflegediagnose der aktuelle Befund erhoben werden.

5.2.1. Winkelmessung in Gradzahlen

Auf Befundbögen mit Bildern der jeweiligen Gelenke (Bezugsadressen s. Anmerkungen) werden die zuvor mit einem Winkelmesser ermittelten Bewegungsausmaße der gefährdeten Gelenke dokumentiert. Dies sollte immer gemeinsam mit einem **Physiotherapeuten** gemacht werden.

Variante für Pflegekräfte mit Farben:
Grafisch lässt sich dies auch ohne Gradzahlen durch verschiedene Farben auf einem Winkelbogen darstellen.

Beispiel:

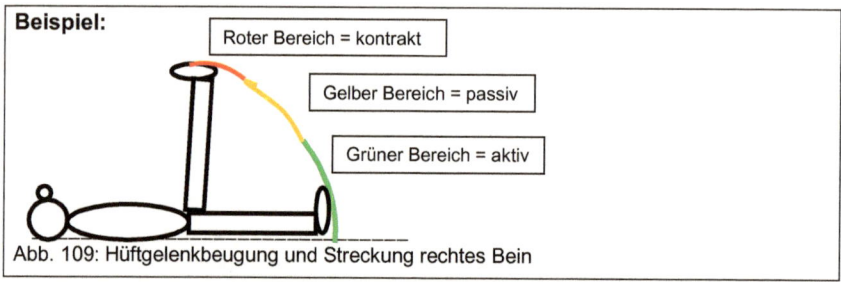

Roter Bereich = kontrakt

Gelber Bereich = passiv

Grüner Bereich = aktiv

Abb. 109: Hüftgelenkbeugung und Streckung rechtes Bein

In der Kontrakturprophylaxe muss das Bein in der Hüfte nun jedes Mal bis an den Beginn des roten Winkelbereiches bzw. die Schmerzgrenze bewegt werden, um den Status zu halten.

5.2.2. Verbale Beschreibung der Beweglichkeit

Hierbei wird für jedes Gelenk ein Beweglichkeitstest zur Ermittlung der aktuellen Beweglichkeit durchgeführt und es werden folgende Faktoren festgehalten:

- Ist das untersuchte Gelenk des Pflegekunden in alle möglichen Richtungen frei beweglich oder gibt es Bewegungseinschränkungen?
- Bis wohin lassen sich die Gelenke aktiv / passiv bewegen?
- Treten Geräusche (Knirschen, Knacken, Knarzen) beim Bewegen auf?
- Wird Schmerz verbal oder nonverbal geäußert?

Beispiel:
„Herr X kann sein rechtes Bein in der Hüfte aktiv nur noch bis ca. 45° beugen. Beim passiven Bewegen lässt sich das Bein im Hüftgelenk nur bis ca. 70° Grad anheben. Dann ist ein starker Widerstand zu spüren und Herr X gibt Schmerz an. Im Hüftgelenk ist ein Knarzen zu hören."

Diese Dokumentation ist mit viel Schreib- und damit Zeitaufwand verbunden.

5.2.3. Kombinierte Erfassung: Farbmarkierung und Text

Es lassen sich **farbige Markierungen** und ergänzende **Beschreibungen kombinieren**: Die Zeichnung spart Zeit; darunter können Schmerzäußerungen, Geräusche oder sonstige Gegebenheiten notiert werden.
Außerdem „sagt ein Bild mehr als hundert Worte", d. h. die Gelenksituation lässt sich vor allem bei der Farbdokumentation schnell auf einen Blick erfassen.

Beispiel:

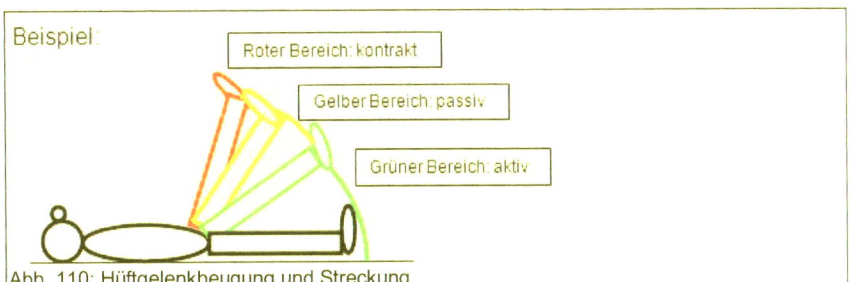

Roter Bereich: kontrakt

Gelber Bereich: passiv

Grüner Bereich: aktiv

Abb. 110: Hüftgelenkbeugung und Streckung
„Am Ende des gelben Bereiches gibt Herr X Schmerz an. Im Hüftgelenk ist am Ende der Bewegung ein Knarzen zu hören."

5.2.4. Kombinierte Erfassung: Schwarz-Weiß-Markierung und Text / Symbol

☺☺ **Tipp:**
Die folgende Dokumentation ist für den Pflegealltag <u>*schnellste Variante*</u>*:*
Sie brauchen nur die Kontrakturen und Schmerzen durch Symbole in der Zeichnung markieren (s. Beispiele 1 bis 3).

Beispiel 1:

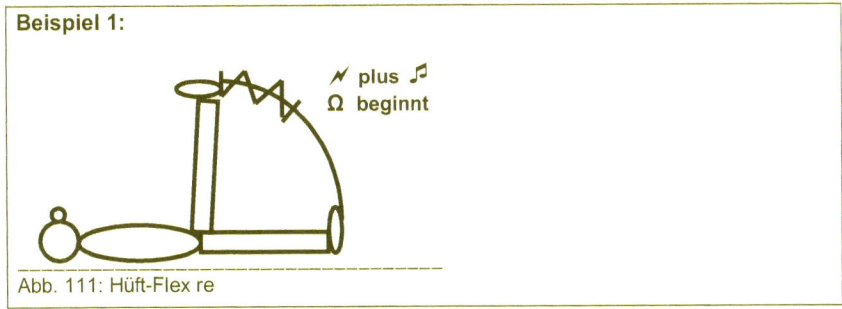

⚡ plus ♪
Ω beginnt

Abb. 111: Hüft-Flex re

Gängige Symbole / Abkürzungen:

⚡:	Schmerz	**Abd**:	Abduktion	**Add**:	Adduktion
Ø:	normal / ohne Befund	**AR**:	Außenrotation	**IR**:	Innenrotation
↓:	Verschlechterung / reduziert	**Flex**:	Flexion	**Ext**:	Extension
		Pron:	Pronation	**Sup**:	Supination
↑:	Verbesserung	**li**:	links	**re**:	rechts
Λ	Kontraktur				
Ω:	Widerstand, ↗Ω: zunehmend, ↘Ω: abnehmend				
♪	Geräusch				

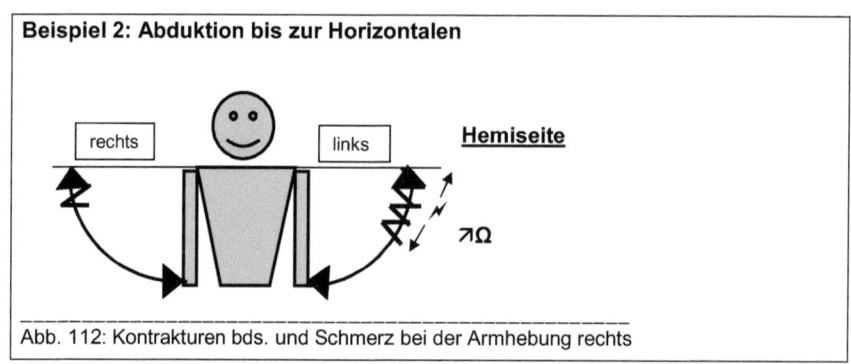

Beispiel 2: Abduktion bis zur Horizontalen

rechts links **Hemiseite**

↗Ω

Abb. 112: Kontrakturen bds. und Schmerz bei der Armhebung rechts

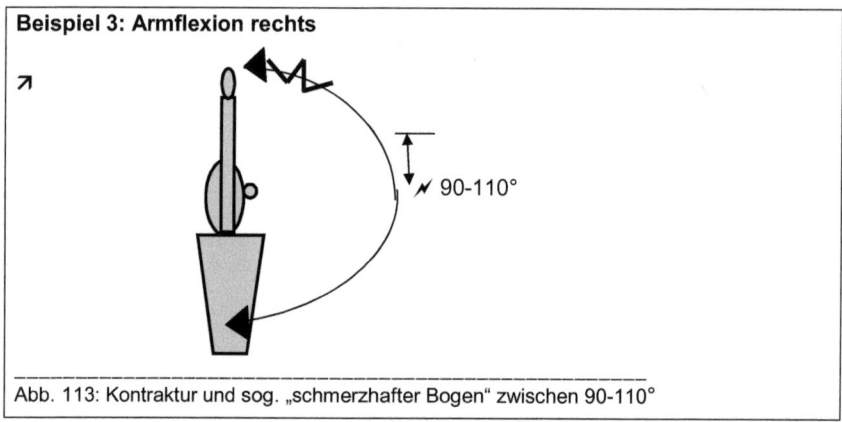

Beispiel 3: Armflexion rechts

↗

90-110°

Abb. 113: Kontraktur und sog. „schmerzhafter Bogen" zwischen 90-110°

☺☺☺ *Praxis-Tipp:*
Bei der Firma Pflegezeit Dokumentationssysteme GmbH habe ich ein Bewegungsanamnese-Blatt gefunden (Bezugsquelle im Anhang).
Sie finden dieses Blatt als Muster auf der nächsten Seite.

In dieses Dokument können Sie analog zu meinen Vorschlägen die Kontrakturen eintragen.
Auf diese Weise kann jede Pflegekraft und jeder Therapeut auf einen Blick die Gelenksituation des Pflegekunden erkennen.

5.2.5. Bewegungsanamnese-Blatt

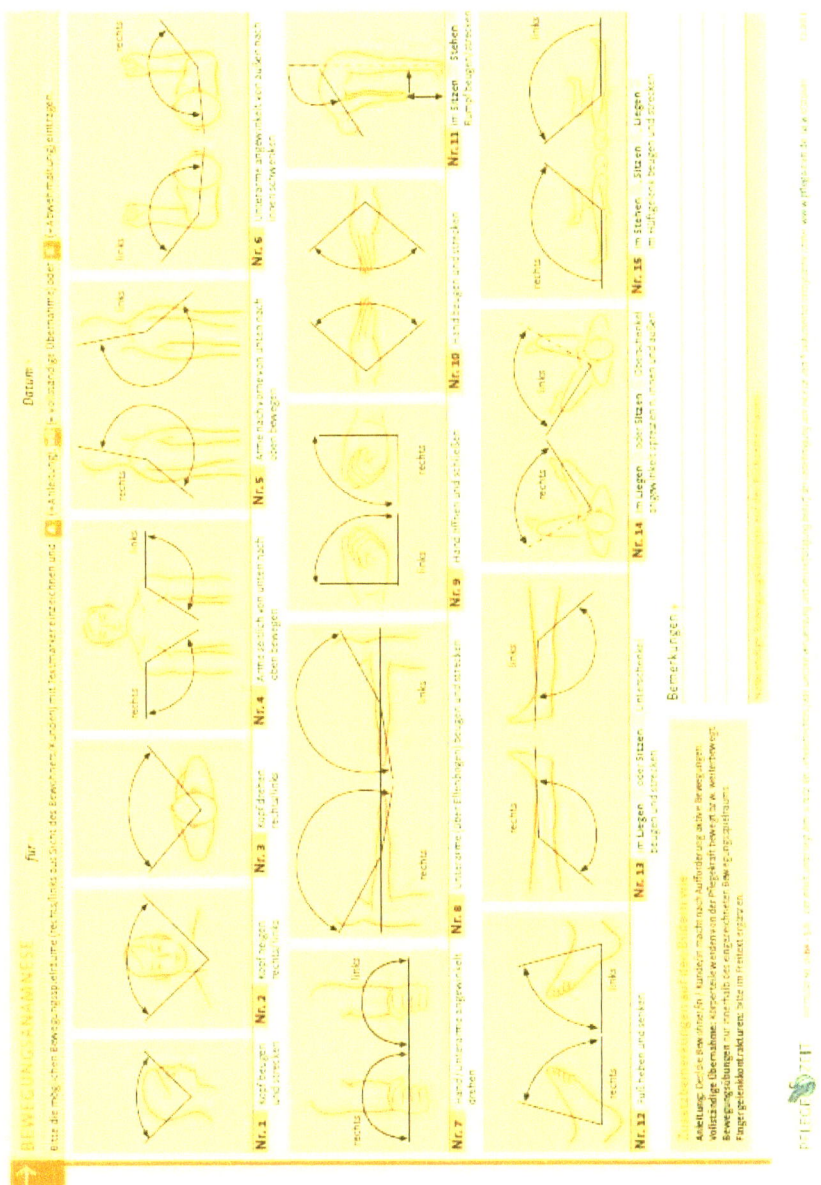

Abb. 114a: Bewegungsananmesebogen

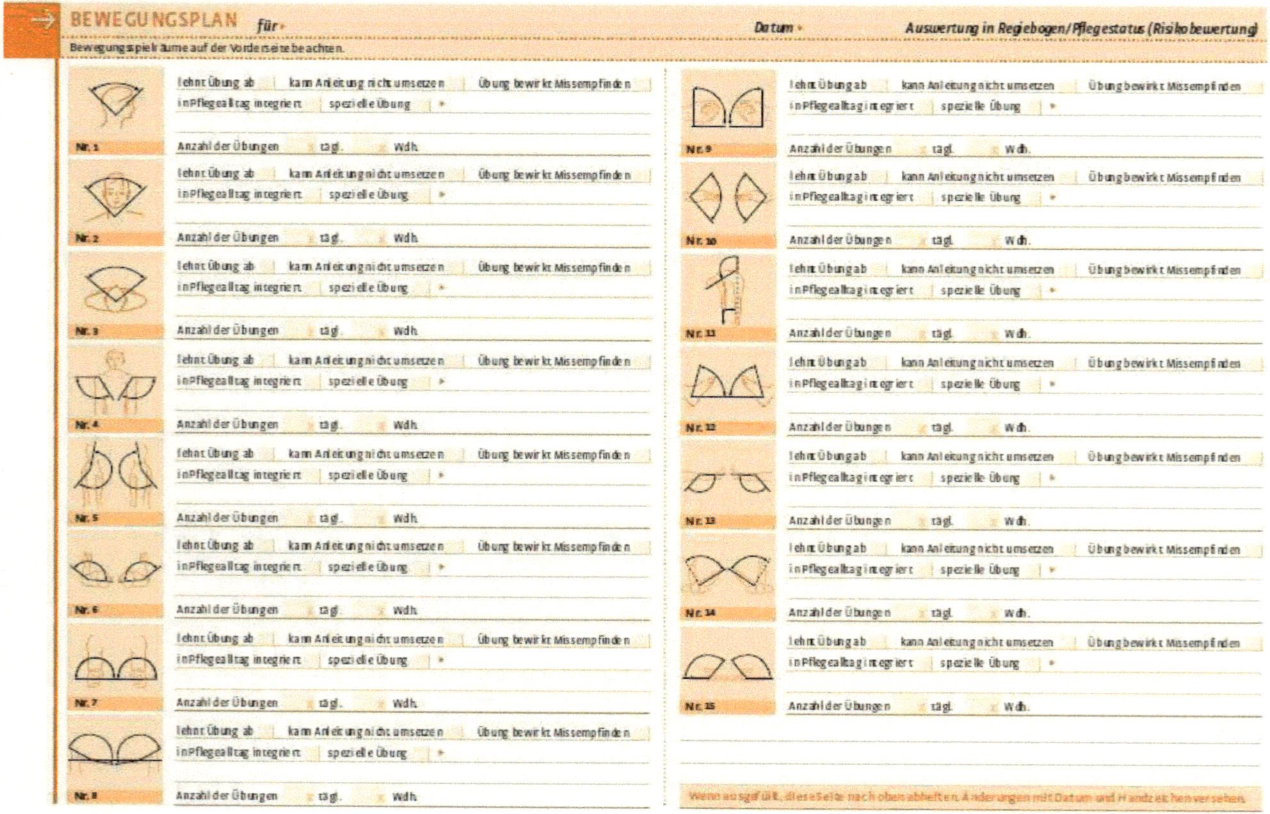

BEWEGUNGSPLAN für

Bewegungsspielräume auf der Vorderseite beachten.

Datum * — **Auswertung in Regelbogen/Pflegestatus (Risikobeurteilung)**

Für jede Übung (Nr. 1–Nr. 15):
- lehnt Übung ab | kann Anleitung nicht umsetzen | Übung bewirkt Missempfinden
- in Pflegealltag integriert | spezielle Übung | *
- Anzahl der Übungen | tägl. | Wdh.

Nr. 1, Nr. 2, Nr. 3, Nr. 4, Nr. 5, Nr. 6, Nr. 7, Nr. 8, Nr. 9, Nr. 10, Nr. 11, Nr. 12, Nr. 13, Nr. 14, Nr. 15

Wenn ausgefüllt, dieselbe nach oben abheften, Änderungen mit Datum und Handzeichen versehen.

Abb. 114b: Bewegungsanamnesebogen

59

5.3. Planung der Ziele und erforderlichen Maßnahmen

Ziele und Maßnahmen können zum **Beispiel** bei einem **Pflegekunden mit Apoplex und Hemiparese rechts** sein:

1. Erhalt des vorhandenen Bewegungsausmaßes in allen nicht-kontrakten Gelenken durch **Motivation zur aktiven Mithilfe** bei Pflegemaßnahmen und beim Transfer vom Bett in den Rollstuhl und zurück.
2. Verbesserung des Bewegungsausmaßes des rechten Schulter- und Ellenbogen-Gelenkes durch **täglich dreimal durchgeführtes assistives bzw. passives Bewegen** in Rückenlage bis zur Schmerzgrenze; dabei Beachten der Schulter-Biomechanik (Flexion und Abduktion, s. 4.4.1.), auch bei Pflegemaßnahmen.
3. Vermeidung von Hautschäden in der Handinnenfläche durch täglich dreimal ausgeführtes **passives Strecken der Finger**, **Desensibilisierung** mit einem Frotteewaschlappen, der anschließend zusammengerollt in die rechte Hand gelegt wird.
4. Reduzierung von Schmerzen im rechten Schultergelenk durch **stündliche Lagerungswechsel** von der Rückenlage in Seitenlage und Bauch-Seitenlage abwechselnd auf die betroffene und nicht-betroffene Seite (s. 2.8.3.4.) bzw. durch Unterlagern des Armes im Sitzen in einem **Schiffchen** (s. Abb. 7).
5. Verbesserung des aufgetretenen Ödems im rechten Handrückenbereich durch **Hochlagerung** in einem „Schiffchen" im Liegen und im Rollstuhl.

5.4. Dokumentation der Durchführung

Im Rahmen der Pflegeplanung müssen selbstverständlich auch die durchgeführten Maßnahmen in den Unterlagen dokumentiert werden.

Es gibt inzwischen eine Vielzahl von Dokumentationsblättern für die Pflege, so dass ich dieser Menge auf keinen Fall noch eine eigene Version hinzufügen werde.
In der Regel sind auf den Planungsbögen auch Spalten für die Dokumentation enthalten. Hier sollten **nur Datum und Handzeichen** gesetzt werden und **besondere Vorkommnisse** (s. auch S. 61).

Planung der Durchführung KONTRAKTURPROPHYLAXE (Beispiel)

Für: Frau B. Merser, geb. 12.04.32   Diagnosen: Apoplex mit Hemiparese rechts, armbetont

Aktueller Stand / Risiken am 22.11.2011	Ziele	Maßnahmen	Durchführung / Besonderheiten
Bis auf den rechten Arm keine Kontrakturen	Erhalt der Beweglichkeit und der Mobilität des Armes	Motivation des PK z. aktiven Mithilfe bei Pflegemaßnahmen u. b. Transfer vom Bett in den RS u. zurück	PK soll sich im Bett m. li. Hand am Oberkörper u. Gesicht selbständig waschen
	re. Schulter- u. Ellenbogen-Gelenk tgl. 3x assistiv bewegen bis Schmerzgrenze in RL	Bei morgendl. GP ass. Bewegen von Schulter u. Ellenbogen.	Bei der GP, mittags und abends
	Vermeidg. v. Hautschäden in re. Handfläche und Kontrakturen	tgl. 3x pass. Strecken der Finger, sanftes Abreiben d. Handfläche m. Frottee-waschlappen, der dann zus. gerollt i. d. re. Hand gelegt wird.	Bei der GP, mittags und abends
	Reduzg. v. Schmerzen im re. Schultergelenk durch stdl. Lagerungswechsel	v. RL in SL u. BSL abwchslnd. auf betroffene u. nicht-betroffene Seite Nach d. Mittagessen Mobilisation in RS	Lagerg. gemäß Planung
	Verbesserg. d. Ödems re. Handrücken durch Hochlagerg. in „Schiffchen" im Liegen u. im RS		Lagerg. gemäß Planung

BAß = Bewegungsausmaß   GP = Grundpflege   RL = Rückenlage   SL = Seitenlage
BSL = Bauch-Seitenlage   PK = Pflegekunde   RS = Rollstuhl

Abb.115: Pflegeplanung Kontrakturprophylaxe (Auszug ohne Dokumentationsspalte)

Der erforderliche Aufwand für die Ermittlung und Planung

1. die Risikoermittlung zum Ankreuzen: **relativ zeitsparend**
2. das Einzeichnen in vorgegebene Bewegungsanamnesen: **zeitsparend**
3. die Planung der Maßnahmen: **relativ zeitaufwändig, einmal erforderlich**

☺ *Hinweis:*
Die oben aufgezeigten Beispiele sind als Anregung gedacht:
Jede Einrichtung muss – in der Regel im Rahmen der Qualitätssicherung
(Qualitätszirkeln) - entscheidet, welches Dokumentationssystem sie verwenden will.

Inzwischen gibt es zunehmend **Softwareprogramme** mit Anleitungen bzw. Pflegeplanungs- und Dokumentationsmöglichkeiten und damit auch für die Kontrakturprophylaxe.

Doch unabhängig davon, ob Sie mit Papierformularen oder elektronischen Unterlagen arbeiten: In Ihrer praktischen Pflegearbeit müssen Sie stets wissen, was Sie tun, warum und wie Sie es tun oder warum Sie etwas lassen (**clinical reasoning**).

Dokumentation heute...

Dass Sie als Pflegefachkräfte einen permanent zunehmenden Dokumentationsaufwand – und zwar nicht nur im Hinblick auf Kontrakturprophylaxe - betreiben müssen, ist Ihnen ebenso wie mir bewusst.

Dass durch diesen Zeitaufwand wertvolle Zuwendungszeit für die Pflegekunden verloren geht, ist eine Tatsache, die von allen Beteiligten sehr bedauert wird und bei Pflegekräften zunehmend zu Unmut führt. Über den Sinn oder Unsinn einer immer aufwändigeren Dokumentation soll an dieser Stelle nicht diskutiert werden.

Wie auch immer der Einzelne zu diesem Phänomen stehen mag: **Wir können uns der grundsätzlichen Dokumentation nicht verweigern.**

Zu den Formulierungen „keine Besonderheit", „keine Auffälligkeiten", „gemäß Planung" verweise ich noch einmal auf das Buch von Jutta König, denn **das Alltägliche muss nicht dokumentiert werden:**

„Ein Bericht dient doch gerade der Eintragung von Besonderheiten, Auffälligkeiten und besonderen Umständen. Also können Sie sich diese Verlegenheitseintragungen sparen. Sie sind nicht nur unnötig, sondern auch unglücklich. Wer keine Veränderungen beobachtet, der beobachtet offensichtlich nicht genau." (20)

So gilt es, vorgegebene Dokumentationsmöglichkeiten sinnvoll zu nutzen oder selbst zu erstellen oder eine Kombination aus beidem zu entwickeln. In jedem Fall muss die **Gratwanderung zwischen zeitsparender (ankreuzen) und individualisierter (formulierter) Dokumentation** zur Zufriedenheit der Pflegekräfte, der Einrichtung und der Kontrollinstanzen unternommen werden.

6. SCHLUSSBEMERKUNG

In diesem Buch sollte gezeigt werden, wie vielschichtig und tiefgreifend das Thema Kontrakturen die Lebensqualität des Pflegekunden berührt und mit welchen Mitteln prophylaktisch oder zumindest konservierend gehandelt werden kann und muss:

Die Auswirkungen von Kontrakturen reichen von der Einschränkung einzelner Bewegungen bis zur Unfähigkeit, komplexe Bewegungsabläufe auszuüben und münden damit im ungünstigsten Falle im **Verlust der Selbständigkeit und Selbstbestimmtheit.** Schmerzen, Hautschäden und Gewebeatrophien verursachen weitere Schonhaltungen, die ihrerseits wieder zu Kontrakturen führen. Dieser Teufelskreis mündet meist in der dauerhaften Bettlägerigkeit.

Mangelnde Bewegung engt den Er-Lebens-Raum ein und bewirkt letztlich auch auf geistiger und seelischer Ebene nicht selten eine „Erstarrung" (gewissermaßen eine analoge Kontraktur auf diesen Ebenen). Der betroffene Mensch leidet je nach seelischem und kognitivem Wahrnehmungsvermögen mehr oder weniger unter dieser Situation:
Es kann zu **Niedergeschlagenheit, Rückzug,** aber auch zu **Angst und Ablehnung** bis hin zu **aggressivem Verhalten** gegenüber den Pflegekräften kommen. Hier zeigt sich die Wechselwirkung von Körper und Geist:

„mens sana in corpore sana" – „Ein gesunder Geist [möge] in einem gesunden Körper [sein]" (21).

Hier zeigt sich nochmals die große Verantwortung der Pflegenden für den Erhalt der Bewegungsfähigkeit der ihnen sich anvertrauenden bzw. anvertrauten Menschen.
Dabei soll nicht außer Acht gelassen werden, dass es sich bei den oft hochbetagten Pflegekunden um Menschen mit Multimorbidität handelt und es trotz aller geplanten und durchgeführten Maßnahmen zur progredienten Verschlechterung des Gesamtzustandes kommen kann.
Doch die Kenntnis darum darf nicht entmutigen und keine „Erklärung" für unterlassene Prophylaxe wider besseres Wissen oder aus Zeitknappheit sein – zumal dadurch auch gesetzeswidrig gehandelt würde (s. Zitat Amann, S. 51).

Hier geht es nicht nur um den Erhalt der Pflegefähigkeit, sondern in erster Linie um die ethische und moralische / christliche Verantwortung gegenüber Menschen, die nicht mehr in vollem Umfang für sich selbst sorgen können und unsere Hilfe benötigen.

7. QUELLEN

1   **Huhn, Siegfried. (2011):** *Strategien der Kontrakturprophylaxe bei mobilitäts-eingeschränkten Bewohnern von Pflegeheimen.* Forschungsarbeit. München: Grin Verlag. S. 6ff

2   **Huhn, Siegfried. (2011):** S. 5

3   **Amann, M. (2009):** *Umgang mit Kontrakturen bei Pflegeheimbewohnern in Vorarlberg.* Hall (Tirol). Magisterarbeit an der Privaten Universität für Gesundheitswissenschaften, Medizinische Informatik und Technik, Departement für Pflegewissenschaft und Gerontologie. S. 3

4   **Amann (2009),** S. 2

5   **Schlattner, T. (2006):** *Das unterschätzte Problem: Kontrakturen.* In: Heilberufe. 2/2006, S. 24-26

6   **Trudel, G.; Uthoff, H.K. (2000):** *Contractures Secondary to Ommobility: Is the Restriction Artricular or Muscular? An Experimental Longitudinal Study in the Rat Knee.* In: Archieves of Physical Medicine and Rehabilitation. 81/2000, S. 6-13

7   **De Moree, J. J. (2001).** *Dynamik des menschlichen Bindegewebes: Funktion, Schädigung und Wiederherstellung.* München-Jena, Urban&Fischer

8   **Cummings, G. S.; Tillmann, L. J. (1992):** *Remodelling of Dense Connective Tissue in Normal Adult Tissues.* In: Dynamics of Human Biological Tissures. 2/1992, S. 133-148

9   **Cummings, G. S.; Tillmann, L. J. (1992),** S. 138

10 **Menche, N., Bazlen, U., Kommerell, T. (2001):** *Pflege Heute.* München, Jena. Urban & Fischer

11 **Lückhoff, F. (2010):** *„Bewegen und Lagern sind kein Widerspruch"* In: Die Schwester Der Pfleger. 10/2010, 956

12 **Schlattner (2006),** S. 26

13 **Amann (2009),** S. 26f

14 **Amann (2009),** S. 24

15 **Berger, S.; Mosebach, H.; Wieteck, P. (2008):** *Pflegediagnosen. Definitionen & Klassifikation 2007-2008.* Bad Emstal, Recom Verlag

16 **Amann (2009),** S. 24

17   **Amann, M. (2007):** *Die häufigsten Pflegediagnosen und –interventionen in der Geriatrie und ihre wissenschaftliche Fundiertheit – gemessen an der Pflegedokumentation der Institution H. G.* Hall (Tirol). Bakkalaureatsarbeit in der Bakkalaurea der Pflegewissenschaft der Privaten Universität für Gesundheitswissenschaften, Medizinische Informatik und Technik, Departement für Pflegewissenschaft und Gerontologie, S. 9

18   **Amann (2007) zitiert aus: Johnson, M.; Bulechek, G.; Butcher, H.; McCloskey Dochtermann, J.; Mass, M.; Moorhead, S.; Swanson, E. (2006):** *NANDA, NOC; and NIC. Nursing Diagnoses, Outcomes and Interventions.* Missouri, Mosby, Elsevier, S. 280 ff

19   **Thieme. (2009):** *Thiemes Pflege Unterrichtsmedien. 10.1-10.5.* Stuttgart: Georg Thieme Verlag

20   **König, J. (2011):** *Dokumentationswahnsinn in der Pflege – es geht auch anders.* Hannover: Schlütersche Verlagsgesellschaft mbH & Co.Kg, S. 14

21   **Seneca. L. Ae.:** *Epistulae Morales,* 92,1

8.   BEZUGSQUELLEN

Bewegungsanamnese-Blätter / Dokumentationsbögen:

PFLEGE-ZEIT Dokumentationssysteme GmbH, Eckernförder Chaussee 1,
24214 Gettorf;
www.pflege-zeit.de

Bewegungsanamnese-Blätter / Dokumentationsbögen zu <u>Schulungszwecken</u>:

Georg Thieme Verlag KG. *Thiemes Pflege Unterrichtsmedien. 10.1-10.5.*
Rüdigerstraße 14, 70469 Stuttgart, Telefon 0711 / 8931.
www.thieme.de

9. LITERATURVERZEICHNIS

Amann, M. (2009): *Umgang mit Kontrakturen bei Pflegeheimbewohnern in Vorarlberg.* Hall (Tirol). Magisterarbeit an der Privaten Universität für Gesundheitswissenschaften, Medizinische Informatik und Technik, Departement für Pflegewissenschaft und Gerontologie

Amann, M. (2007): *Die häufigsten Pflegediagnosen und –interventionen in der Geriatrie und ihre wissenschaftliche Fundiertheit – gemessen an der Pflegedokumentation der Institution H. G.* Hall (Tirol). Bakkalaureatsarbeit in der Bakkalaurea der Pflegewissenschaft der Privaten Universität für Gesundheitswissenschaften, Medizinische Informatik und Technik, Departement für Pflegewissenschaft und Gerontologie

Berger, S.; Mosebach, H.; Wieteck, P. (2008): *Pflegediagnosen. Definitionen & Klassifikation 2007-2008.* Bad Emstal, Recom Verlag

Beyschlag, R. (1999): *Altengymnastik und kleine Spiele.* 8. Auflage. München: Urban & Fischer

Cummings, G. S.; Tillmann, L. J. (1992): *Remodelling of Dense Connective Tissue in Normal Adult Tissues.* In: Dynamics of Human Biological Tissures. 2/1992, S. 133-148

Ehmann, M., Völkel, I. (2008): *Pflegediagnosen in der Altenpflege.* München: Elsevier

Huhn, S.(2011): *Strategien der Kontrakturprophylaxe bei mobilitätseingeschränkten Bewohnern von Pflegeheimen.* Forschungsarbeit. München: Grin Verlag

Kamphausen, U. (2011): *Prophylaxen in der Pflege.* 7. Auflage. Stuttgart: Kohlhammer GmbH

Kapandji, I. A. (1984): *Funktionelle Anatomie der Gelenke.* Band 1: Obere Extremität. Stuttgart: Enke

Kapandji, I. A. (1985): *Funktionelle Anatomie der Gelenke.* Band 2: Untere Extremität. Stuttgart: Enke

Kapandji, I. A. (1984): *Funktionelle Anatomie der Gelenke.* Band 3 Rumpf und Wirbelsäule. Stuttgart: Enke

König, J. (2011): *Dokumentationswahnsinn in der Pflege – es geht auch anders.* Hannover: Schlütersche Verlagsgesellschaft mbH & Co.Kg

Klinkmann-Eggers, R. (2004, 6. Aufl.): *Grifftechniken in der physiotherapeutischen Behandlung.* München: Elsevier GmbH.

Johnson, M.; Bulechek, G.; Butcher, H.; McCloskey Dochtermann, J.; Mass, M.; Moorhead, S.; Swanson, E. (2006): *NANDA, NOC; and NIC. Nursing Diagnoses, Outcomes and Interventions.* Missouri, Mosby, Elsevier

Jopping. (2003): *Gruppenarbeit mit Senioren*. 5. Auflage. Troisdorf: Bildungsverlag EINS

Lindner, E. (2005): *Aktivierung in der Altenpflege*. München: Elsevier GmbH.

Lernprogramm (2010): *Pflegestandard Kontrakturenprophylaxe*. Hrsg.: Kommunikation & Wirtschaft GmbH. Oldenburg:

Lückhoff, F. (2010): *„Bewegen und Lagern sind kein Widerspruch"* In: Die Schwester Der Pfleger. 10/2010, 956-961

Menche, N., Bazlen, U., Kommerell, T. (2001): Pflege Heute. München, Jena. Urban & Fischer

Mollinger, M. A.; Steffen, T. M. (1993): Knee Flexion Contractures in Institutionalized Elderly: Prevalance, Severity, Stability, and Related Variables. 7/1993, S. 437-446

Repschläger, M. (2009): *„10-Minuten-Aktivierung"*. In: Physiotherapie 10/2009, S. 935-936

Schlattner, T. (2006): Das unterschätzte Problem: Kontrakturen. In: Heilberufe. 2/2006

Sobotta (2006): *Atlas der Anatomie des Menschen; Tabellen zu Muskeln, Gelenken, Nerven,* hrsg. von R. Putz und R. Pabst. München, Jena:Elsevier,

Stefan, H.; Allmer, F.; Eberl, J. (2003): *Praxis der Pflegediagnosen*. Wien, New York, Springer Verlag

Thieme. (2009): *Thiemes Pflege Unterrichtsmedien. 10.1-10.5.* Stuttgart: Georg Thieme Verlag

Trudel, G.; Uthoff, H.K. (2000): *Contractures Secondary to Ommobility: Is the Restriction Artricular or Muscular? An Experrimental Longirudinal Study in the Rat Knee.* In: Archieves of Physical Medicine and Rehabilitation. 81/200, S. 6-13

10. SACHWORTVERZEICHNIS

Seite

A

Abduktion	22, 25
Abduktionskontraktur	5
abspreizen	22
Abspreizungskontraktur	5
Achsellstützgehwagen	11
Achsen	21
Acromion	36
Adduktion	22, 25
Adduktionskontraktur	5
Adhäsion	7
Aggression	62
Agonist	6, 12
aktive Maßnahmen	9
aktivierende Pflege	9
A-Lagerung	17, 18
Anamneseblätter	5
Ankylose	5
Antagonist	6, 12
Anteversion	25
Anziehen	22
Anziehungskontraktur	22
Apoplex	6, 17 18
Armpendel	11
Arthritisrollator	11
arthrogen	5
assistive Maßnahmen	12
Atemphysiologie	16
ATL	8
Ausgangsstellungen Lagerung	14
Außenrotation	22

B

Bandscheiben	48
Bauchlage	16
Bauch-Seitenlage	14, 16
Basketballschuhe	15, 44

69

Bechterew, Morbus	5
Befunderhebung	51
Bettbogen	43
Bettfahrrad	11
Beugekontraktur	5
Beugung	21
Bewegungsachsen	21
Bewegungsanamnese	53
Bewegungsausmaß	53
Bewegungsrichtungen	25
Biomechanik Schulter	38
Bobath-Konzept	6, 17
Brustwirbelsäule	49
bürsten	12, 31

C

caudal	25
Checkliste	54
Circumduktion	25
Clavicula	36
Clinical reasoning	62
Clonus	6
Colonmassage	16
cranial	25
Cross links	7

D

Darmperistaltik	10, 16
Daumenendgelenk	30
Daumengrundgelenk	30
Daumenwurzelgelenk	29
dehnen, passives	12
dermatogen	5
Dekubitusgefahr	15
Dekubitusprophylaxe	10, 14
Deltarad	11
Desensibilisierung	31
distal	13, 25
Dokumentation	51, 57
Dokumentationsblätter	57

Dokumentationszeichnung	55
Dorsalextension	25, 32, 42
Drainagelagerung	19
Dreißig- Grad-Lagerung	14, 16
Dupuytren-Kontraktur	5
Durchbewegen	12
Durchschlafstörung	16

E

Eigelenk	23
Einschlafstörung	16
Elle	34
Ellenbogengelenk	34
endgradig	14
Exorotation	25
Extension	21, 25
Extensionskontraktur	5
Extensorenstoss	44
Extensorentonus	17, 18

F

Faust, spastische	30
fasziogen	5
Femur	45
Fibula	45
Fingerendgelenk	28
Fingergrundgelenk	26
Fingermittelgelenk	28
Flache Lagerung	17
Flexion	21, 25
Flexionskontraktur	5

G

Galgen	12
Gang	10
Gehbock	11
Gehhilfen	11

Gehstock	11
Gelenk	21
Gelenkanatomie	21
Gelenkkapsel	21
Gelenkkopf	21
Gelenkpfanne	21
Gelenkspalt	21
Gelenktypen	23
Gipsverbände	12
Gleichgewicht	10
Globales Bewegungsmuster	10
Greifreflex	31
Grifftechnik	3
Gurtfixierung	17

H

Halswirbelsäule	48
Herz-Kreislauf- Training	11
Hüftgelenk	46
Humerus	34
Humeruskopf	36

I

Indikation	9
Innenrotation	22
Introrotation	25

K

Kinästhetik	16
Klopfen	12
Kniegelenk	45
Kniekontraktur	17
Knorpeldegeneration	7
kognitive Fähigkeit	10
Komapatient	8
Kompetenzen	7

kongenital	7
Kontraindikation	9
Kontraktur	5
Kontrakturprophylaxe	8
Kontrakturrisiko	54
Kreuzbein	46
kühlen	12
Kugelgelenk	24

L

Längsachse	22
Lagerung	14, 15
Lagerungsmittel	15
Lagerungsschiene	15, 31
lateral	25
Lateralflexion	25
Leibchen	17
Lendenwirbelsäule	50
Ligamente	7
LIN / Lagern in Neutralstellung	17
longitudinale Achse	22
Lymphgefäße	10

M

Massage	13
Maßnahmen Kontrakturprophylaxe	57
medial	25
Mikrolagerung	16
Mikrotrauma	13
Mittelstellung Gelenke	20
Mobilität körperliche	51
motorisches Lernen	13
Multiple Sklerose / MS	17
Muskel	5
Muskelatrophien	7
Muskelrelaxans	6, 31
Mykosen	30

N

Narbenkontrakturen	6
Nekrosen	30
neurogen	6
Neutralstellung	14, 16,17

O

Oberarm	34
Oberschenkel	45
Obstipation	16
Ödemresorption	19
Opposition	12
Orthesen	12
Osteoporose	5, 10

P

Palmarflexion	25, 32
Pannus	7
Parkinson, Morbus	6, 17
passive Maßnahmen	12
Patella	45
Pathophysiologie	7
peripher	25
peripherer Schlüsselpunkt	17
Pfeilachse	22
Pflegediagnose	51
Plantarflexion	25, 42
Pneumonieprophylaxe	10, 14
Prinzipien beim Durchbewegen	13
Pronation	25, 42
proximal	13, 25
psychogen	7

Q

Quarkumschläge	13
Querachse	21
Querschnitt	6

R

Radialabduktion	32
Radius	32
resistive Maßnahmen	12
Retroversion	25
Rheuma	5
Rigor	6
Risikodiagnose	51
Risikofaktoren	53
Rollator	11
ROM	25
Rückenlage	14, 16
rückenschonendes Arbeiten	12

S

Sacrum	46
sagittale Achse	22
Sattelgelenk	24
scapula	36
Scharniergelenk	23
Schaumstoffquader	43
Schienbein	45
Schienen	6, 12
Schiffchen	18
Schlüsselbein	36
Schlüsselpunkt, peripherer	17
Schlüsselpunkt, zentraler	17
Schmerzmittel	13
Schulterblatt	36
Schulterblattwinkel	38
Schulterdach	36
Schultergelenk	36
Schulter, schmerzhaft	38
Schutzreflex	13
Seit-Bauch-Lage	16
Seitenschläferkissen	15, 20
Seitlagerung	18
Seniorengymnastik	10
SHT	17
Sitzhose	16
Software	62

Spastik	6
Speiche	34
Spitzfuß	43
Spitzfuß, neurologischer	44
Spitzfußprophylaxe	15
Splints	12
Spürinformation	18, 19
Sprunggelenk, oberes	42
Sprunggelenk, unteres	43
Streckkontraktur	5
Streckung	21
Strickleiter	12
Supination	25, 42
Supraspinatus	38
Synovialfalten	7

T

Tänze im Sitzen	10
tendomyogen	5
Tetraspastik	6
Therapietisch	18
Thoraxhälfte	16
Thromboseprophylaxe	11
Tibia	45
transversale Achse	21

U

Ulna	32
Ulnarabduktion	32
Umschläge, kalt und warm	13
Umwendebewegung	25, 34
Unterarmgehstütze	11
Unterstützungsfläche	17

V

ventral	25
Vier-Punkte-Stock	11

W

Wachskerze	6
Wadenbein	45
wahrnehmungsgestört	15
Waschlappen	31
Wechseldruckmatratze	15
Weichlagerungsmatratze	15
Widerstand	12
Winkelmessung	55
Wirbelsäule	48

Z

Zapfengelenk	25
Zehenendgelenke	41
Zehengrundgelenke	40
Zehenmittelgelenke	41
Zehn-Minuten-Aktivierung	10, 12
zentraler Schlüsselpunkt	17
Ziele Kontrakturprophylaxe	57
Zirkumduktion	23